レーザー歯学の手引き

監修

東京医科歯科大学大学院准教授／渡辺　久

執筆
（執筆順）

明海大学歯学部教授／横瀬 敏志
京都大学再生医科学研究所助教／都賀谷 紀宏
鶴見大学歯学部教授／五味 一博
日本大学松戸歯学部名誉教授／安孫子 宜光
愛知学院大学歯学部教授／前田 初彦
永井歯科診療室／永井 茂之
篠木歯科／篠木　毅
大浦歯科クリニック／大浦 教一
愛知学院大学歯学部講師／黒岩 裕一朗
愛知学院大学歯学部教授／吉田 憲司
愛知学院大学歯学部准教授／杉田 好彦
聖隷浜松病院口腔外科／田中 秀生

序文

「レーザーは21世紀の光である」と言われて久しい。レーザーは日常のあらゆる分野に応用され、人々の生活を豊かにしている。歯科治療に応用されるようになって50年余りを数える。日本レーザー歯学会が産声をあげたのが1989年のことである。

今般、学会として初めて監修と編集を行い、レーザー治療の手引きとなる参考書を刊行した。特に安全面に配慮し、また、認定医、専門医を目指す若手歯科医師の指針となるように努めた。日本レーザー歯学会は2013年に法人化し、今後、厚生労働省の認める広告可能な専門医資格認定団体を目指している。レーザー治療の一部は保険診療に認められ、歯科治療へのレーザーの応用は市民権を得たと考えている。昨今では、歯科医師国家試験やCBTにレーザーに関する問題が出題されるようになった。歯科におけるレーザー治療が本格化するためには、29歯科大学でアンダーグラデュエイトにおいて教育され、実習が行われることが必要であり、今回の企画はそのための教科書を意識したものになっている。

レーザーは人工的に作られる電磁波で、その優れた性質により、医療の世界にも診断、治療、予防に役立つ従来の方法を凌駕するツールとして注目されている。歯科治療の本質は口腔細菌すなわち口腔バイオフィルムを如何に駆逐するかにある。口腔内には約550種類ほどの菌種の存在が知られているが、従来の薬物治療法では耐性菌や菌交代症の副作用が懸念されるが、レーザーにはそのような副作用は皆無である。安心安全の治療を提供することが可能である。

レーザー機器は高価であることが普及を妨げている。しかし、経済の原則で販売台数が増えればその価格も下がることが期待される。レーザー装置にはそれぞれ特徴があり、その特徴を生かして、国内の各レーザーメーカーの協力を得て、新しい治療法を開発し、検証し、広く国民に普及させることが学会の使命であると考える。PAMDA（独立行政法人医薬品医療機器総合機構）とも良好な関係を保ちながら未承認機器の優れたものを早期に導入することも学会の役割と考えている。

本参考書が完成したのは日本レーザー歯学会の各学術委員とりわけ委員長の横瀬敏志先生の並々ならぬ尽力のおかげである。この場をお借りして御礼を申し上げたい。また、本の企画から出版まで大変お世話になったデンタルダイヤモンド社の牧野英敏氏、中村彰一氏に深く感謝したい。

2015年　早春

一般社団法人日本レーザー歯学会理事長　渡辺　久

目次 CONTENTS

序文

1 レーザーの誕生と基礎

1. レーザーの誕生 …………………………………………………………… 2

2. 歯科用レーザーの発展
(1) ルビーレーザー ………………………………………………………… 3
(2) 炭酸ガス(CO_2)レーザー …………………………………………… 4
(3) Nd:YAGレーザー ……………………………………………………… 4
(4) Er:YAGレーザー ……………………………………………………… 4
(5) 半導体レーザー ………………………………………………………… 4

3. レーザーの一般的特徴
(1) レーザーの性質 ………………………………………………………… 5
(2) レーザー発振様式 ……………………………………………………… 6
(3) レーザー照射条件のパラメータ ……………………………………… 7
(4) パルス発振の方法について …………………………………………… 10
(5) レーザー光の照射条件の見方・決め方 ……………………………… 10
(6) 光と物質の相互作用　−レーザー光による相互作用− ……………… 14

4. レーザーの原理
(1) 光の放出　−自然放出と誘導放出− …………………………………… 18
(2) 反転分布と光の増幅 …………………………………………………… 19
(3) レーザー発振器の基本構造 …………………………………………… 20
(4) 導光システム …………………………………………………………… 22

5. レーザーの種類
(1) 媒質による分類 ………………………………………………………… 24
(2) 波長による分類 ………………………………………………………… 27
(3) 組織への透過性による分類 …………………………………………… 28
(4) レーザーの出力による分類 …………………………………………… 29

6. 各レーザーの特徴
(1) 半導体・Nd:YAGレーザー …………………………………………… 30
(2) Er:YAGレーザー ……………………………………………………… 30
(3) 炭酸ガス(CO_2)レーザー …………………………………………… 31

2 レーザーと生物

1. 分子生物学の基本
(1) セントラルドグマ …………………………………………………………34
(2) DNA塩基配列の解読 ………………………………………………………34
(3) ヒトゲノム計画 ……………………………………………………………35
(4) 遺伝子発現の分子機序 ……………………………………………………35
(5) 遺伝子発現の解析法 ………………………………………………………36

2. レーザーと分子生物学
(1) 炎症の抑制 …………………………………………………………………37
(2) 骨形成 ………………………………………………………………………38
(3) 細菌への影響 ………………………………………………………………38

3. 生体組織におけるレーザーの特性
(1) 主な歯科用レーザーの波長 ………………………………………………38
(2) 組織反応としての反射・散乱・透過・吸収 ……………………………39
(3) 表面吸収性および組織透過性レーザー …………………………………40
(4) レーザーの組織に対する光吸収特性 ……………………………………40
(5) レーザーの組織吸収における4つの基本的相互作用 …………………43
(6) 光線力学的療法(PDT：Photodynamic Therapy) ………………………45
(7) 熱作用および非熱作用 ……………………………………………………45
(8) 高反応レベルレーザー治療(HLLT)と低反応レベルレーザー治療(LLLT)における組織反応 ………………………………………………46
(9) 歯髄に対するレーザーの組織相互作用 …………………………………46
(10) 組織に対するレーザーの安全性 …………………………………………47

4. 硬組織におけるレーザーの作用
(1) レーザーによる硬組織の切削機序 ………………………………………48
(2) レーザー照射による歯質強化 ……………………………………………49
(3) レーザーによる骨組織の切除 ……………………………………………49
(4) レーザーによる硬組織の診断 ……………………………………………50

5. 痛みとレーザー
(1) 痛みの認知システム ………………………………………………………50
(2) レーザーの疼痛緩和の作用 ………………………………………………50
(3) 表面吸収性レーザーと組織透過性レーザーでの疼痛緩和 ……………51
(4) LLLTによる疼痛緩和 ………………………………………………………52
(5) 口内炎での疼痛緩和の機序 ………………………………………………52
(6) 象牙質知覚過敏での疼痛緩和 ……………………………………………52

6. 組織治癒とレーザー
(1) 炭酸ガス(CO_2)レーザーの創傷治癒 …………………………………53
(2) Nd:YAGレーザーの創傷治癒 ……………………………………………54
(3) LLLTと創傷治癒 …………………………………………………………55

3 レーザーの安全管理

1. レーザーのクラス分けと安全管理 …………………………………… 58
2. JIS C 6802とレーザー機器の安全対策 ……………………………… 58
3. 厚生労働省「レーザー光線による障害防止対策要綱」と厚労省通知 … 60
4. 各波長域別の眼に対する危険性 ……………………………………… 63
5. レーザー安全管理責任者の役割 ……………………………………… 64
6. 臨床応用と安全管理 …………………………………………………… 66
7. 本邦未承認機器の取り扱いと安全管理 ……………………………… 69
8. 承認効能・効果以外の臨床応用と安全管理 ………………………… 69

コラム　エネルギー密度（Energy Density、Fluence）補足 …………… 71

4 一般歯科および口腔外科領域におけるレーザーの役割

1. Er:YAGレーザーの臨床応用
   (1) 硬組織症例 ………………………………………………………… 76
      症例1　 6̄ 1級
      症例2　 3̄ 5級
   (2) 歯周治療への応用 ………………………………………………… 77
      症例3　非外科で歯石除去およびポケット掻爬
   (3) 軟組織処置 ………………………………………………………… 78
      症例4　上唇小帯形成術

2. 炭酸ガス（CO_2）レーザーの臨床応用
   (1) 臨床における炭酸ガスレーザー使用上の注意点 ……………… 79
      症例5　舌小帯短縮症

3. Nd:YAGレーザーの臨床応用
   (1) Nd:YAGレーザーの長所短所 …………………………………… 82
      症例6　口内炎
      症例7　歯肉の出血と不快感
      症例8　疼痛と不快感（LLLTとしての応用）

4. 半導体レーザーの臨床応用
   (1) 半導体レーザーの特徴 …………………………………………… 83
      症例9　萌出不全の為の切除
      症例10　止血
      症例11　口唇腫瘍（下唇部線維腫）
      症例12　口蓋腫瘍（口蓋部義歯性線維腫）
      症例13　歯肉息肉・智歯周囲炎等における歯肉切除術

5 LLLTの基礎と臨床

1. LLLTに使用されるレーザー装置 …………………………………… 93
2. 波長と細胞生物学的作用 …………………………………………… 93
3. LLLTにおける細胞生物学的応答と生体反応 ……………………… 94
4. 歯科、口腔領域におけるLLLT ……………………………………… 95
5. LLLTの利点、安全性と注意事項 …………………………………… 96

6 歯科理工学とレーザー

1. 歯科治療以外のレーザーの応用 …………………………………… 100
2. レーザー溶接
   (1) 鑞付け法との接合メカニズムの違い ………………………… 100
   (2) レーザー溶接法の材料学的・技術的メリット ………………… 100
   (3) レーザー溶接の臨床的メリット ………………………………… 101
   (4) レーザー溶接の仕組み ………………………………………… 102
3. CAD/CAMシステムでのレーザーの応用
   (1) 3Dスキャナー …………………………………………………… 109
   (2) CAM装置(3Dプリンター) ……………………………………… 110

付録 各レーザー機器の特徴

炭酸ガス(CO_2)レーザー
ジーシーナノレーザー GL-III Fine ……………………………… 114
オペレーザーLite / PRO …………………………………………… 115
ベルレーザー ………………………………………………………… 116
Er:YAGレーザー
アーウィン アドベール Evo ………………………………………… 117
Nd:YAGレーザー
ストリーク(STREAK-I) ……………………………………………… 118
インパルスデンタルレーザー ……………………………………… 119
半導体レーザー
オサダライトサージスクエア5 …………………………………… 120
トリンプル-D II型 …………………………………………………… 121
Er,Cr:YSGGレーザー(日本国内未承認機器)
Waterlase iPlus ……………………………………………………… 122
光学式う蝕検出装置
ダイアグノデント ペン ……………………………………………… 123

索引 ………………………………………………………………………… 124

1
レーザーの誕生と基礎

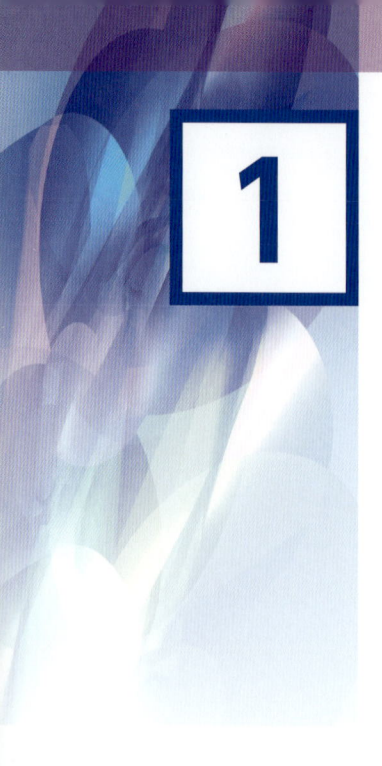

1 レーザーの誕生と基礎

　現在の私たちの生活はそのほとんどがレーザーによって支えられているといっても過言ではないであろう。ふっと周りを見回せば、買い物に行った時のレジの商品読み取り、レーザープリンター、音楽を楽しむためのCD、DVDさらには遊園地やコンサートのアトラクションにはレーザーによる演出はなくてはならないものになっている。医療の現場からはレーザー脱毛やシミの除去、近視のレーザーの手術等活躍している。当然歯科領域においても軟組織の除去、う蝕の除去、疼痛緩和と歯科治療の根幹を支える機器となっている。本章ではレーザーの基本を学ぶために必要な基礎的な事項の概要を解説する。

1. レーザーの誕生

　レーザー誕生の歴史をひもとくと、人類の光線治療（phototherapy）の歴史に繋がる。すなわち古代ギリシャやローマの人々は太陽光を全身に浴びるいわゆる日光浴が健康回復に効果があることを経験的に知り、実用されていた。また、古代エジプトや中国では、くる病、乾癬、皮膚癌や精神病への治療まで太陽光線を利用していた。興味あることにこれらの光線療法はさらに発展し、パセリなどの植物に含まれるソラレン（psoralen）という物質（光感受性物質）を経験的に皮膚に塗布して白斑を伴った皮膚病の治療に応用していた。後に（1974年）ソラレンが紫外線に対して感受性を持ち、乾癬に効果があることが科学的に確認されている。まさしくPhotodynamic Therapy（PDT：光線力学的療法）に繋がる概念である。その後19世紀から20世紀にかけて自然科学は大きく発展し量子力学が物理学に革新をもたらせ、それに伴い光線療法も発展し、実際に光線療法が臨床の場で注目を浴びるようになったのがFinsen光の発明である。1903年にNiels Finsenは皮膚結核である尋常性狼瘡に対して紫外線が有効であることから太陽光線から紫外線と紫色光線を集めるレンズを開発して皮膚に照射した。この功績が認められ、Finsenはノーベル生理医学賞を（強力な光照射による疫病、特に狼瘡の治療法の開発）受賞するが、その翌年（1904年）に44歳で生涯を閉じ、『近代光線療法の父』といわれている。

　19世紀から20世紀にかけては、物理学は古典的な物理学から近代的な物理学（量子力学）へと飛躍し、まさに量子エレクトロニクス時代の幕が開けた。この時期にレーザーの基礎となる誘導放出現象を最初に予言したのが1917年のEinsetin博士の論文であった。その後、約半世紀近い時間をかけて1954年にコロンビア大学のTownesらのもとでアンモニア分子を共振器として、初めてマイクロ波を発振させたメーザー

（Maser: Microwave Amplification by Stimulated Emission of Radiation）が誕生し、レーザーの原理が確立された。やがてこのマイクロ波から光波領域へと研究が移行し、1960年にヒューズ研究所のMaimanがルビー結晶を共振器として赤色の人工光の発振に成功した。次いでJavanがヘリウムネオン（He-Ne）から人工光を発振させ、光メーザーのマイクロウエーブ（Microwave）をライト（Light）へ名称が変えられ、Laser（Light Amplification by Stimulated Emission of Radiation）の名称が誕生した。この時期にはレーザーの研究が盛んに発展し、多くの共振器から人工光の発振が確認されている（**表1**）。

表1　各種レーザーの発見の歴史

年	レーザー種	発明者
1954年	メーザーの発見	Townes
1960年	固体ルビーレーザー（0.6943μm）	Maiman
1961年	He-Neレーザー（1.153μm）	Javanら
1962年	He-Neレーザー（0.633μm）	White、Rigden
	半導体GaAsレーザー（0.84μm）	Nathanら、Hallら、Quistら
1963年	気体窒素ガスレーザー（0.337μm）	Heard
1964年	気体炭酸ガスレーザー（10.6μm）	Patel
	固体Nd:YAGレーザー（1.064μm）	Geusicら
1970年	気体水素ガスレーザー（0.12μm）	Hodgsonら、Waynant
1974年	固体Er:YAGレーザー（2.94μm）	Zharikovら

2. 歯科用レーザーの発展

　レーザーの生みの親はTownesであるが、実際にレーザー機器として製作されたものは、1960年のMaimanによるルビーレーザーが最初である。翌年にはJavanがHe-Neレーザーを開発してレーザーの医科への応用の発展の幕が開かれた。これらの進歩の歴史は1960〜1974年の間にルビー、He-Ne、アルゴン、炭酸ガス、Nd:YAGなど多くのレーザー装置の開発がなされ、生体組織や細胞レベルでの生体反応の基礎的な研究がなされた時代である。その後、各種レーザーの特徴にあった独自の治療法が開発されて現在に至っている。

　以下に歯科へのレーザーの応用の歴史について各種レーザーの種類ごとにまとめてみたい。

（1）ルビーレーザー（波長：0.6943μm）

　歯科用レーザーの研究もやはりルビーレーザーが最初であった。1963年にUCLAのSternらが、歯（エナメルと象牙質）の切削に関するもので、エナメル質のガラス状融合や象牙質の炭化などを報告した。また、ルビーレーザーを照射されたエナメル質には酸抵抗性を持つことが分かり、う蝕予防への可能性もこの時期に示された（1974年）。しかしその後、歯髄組織に対する傷害がTaylor（1965年）やAdrian（1971年）によって報告され、歯の切削には高いエネルギーが必要であり、口腔内の組織へのダメージが指摘された。こうしてルビーレーザーの歯科領域での発展が閉ざされた。

(2) 炭酸ガス（CO_2）レーザー（波長：10.6μm）

　1964年にPatelによって開発された炭酸ガスレーザーは、少ない消費電力で大出力のレーザーが得られる効率の良いレーザーである。波長が10.6μmで、水分によく吸収される特徴を持っており軟組織の切開に利用され、無血外科手術用メスとして臨床分野に広がった。歯科領域では1968年にLobeneらが、1972年にはUCLAのSternらが、硬組織への応用に着目した。炭酸ガスレーザーの波長はエナメル質によく吸収されるため、小窩裂溝の填塞やう蝕予防に応用した。また、1984年にはMelcerらが炭酸ガスレーザーによるう蝕歯質の除去に成功している。さらには炭酸ガスレーザーでう蝕除去した後の歯髄組織には修復象牙質の形成誘導も効率よくできたとしている。

　炭酸ガスレーザーの波長はグラスファイバーでは導光できないため、多関節導光系が中心であったが現在では中空ファイバーの応用によりフレキシブルな操作が可能になり、歯科治療にも汎用されている。

(3) Nd:YAGレーザー（波長：1.064μm）

　ざくろ石と呼ばれる結晶の中のイットリウムイオンをネオジウムイオンに置き換えたものをレーザー媒質として、光励起で発振させる個体レーザーをYttrium Aluminumu Garnetの頭文字をとってNd:YAGレーザーという。1964年にGeusicらにより開発されたものである。歯科への応用は遅れること10年後の1974年に東北大学歯学部の山本らがう蝕の進行予防に応用したのが初めてで、その有効性を報告した。その後、1977年にはAdrianが歯科用合金のレーザー溶接に応用した。実際に一般歯科臨床にネオジウムヤグレーザーが使用されるようになったのはさらに時間が必要であった。

(4) Er:YAGレーザー（波長：2.94μm）

　比較的最近開発されたレーザーがこのエルビウムヤグレーザーである。1974年にZharikovらによって開発され、波長が2.94μmで水による吸収は炭酸ガスレーザーの10倍以上である。この性質を利用して1988年に初めてKellerとHibstが歯の硬組織の除去を熱による影響を与えずに成功した。これは組織内に含まれる水分がこのレーザー照射によって瞬時に蒸気化して微小な爆発に似た現象が起き、組織が除去される。エナメル質、象牙質等の硬組織や口腔粘膜や歯肉などの軟組織の切開も可能であり、注水下で熱の作用がきわめて少ないという特徴を持つ。しかし、軟組織の切開では出血しやすいという特徴もある。

(5) 半導体レーザー（波長：0.79〜0.89μm）

　1962年にNathan、Hall、Quistらがガリウム・アルミニウム半導体を利用して効率よく発光できるレーザー発振器を開発した。半導体レーザーは励起電流が少なくすみ素材の結晶構造の決まった面が反射鏡の役目を果たすため特別に反射鏡を組み込む

必要がないため非常に小型にすることができるという特徴を持つ。我が国の歯科領域では1982年頃から口内炎や象牙質知覚過敏症などの鎮痛、消炎を目的とした低出力のソフトレーザーとして導入された。その後、高出力化がはかられ軟組織の切開などに応用されるようになった。

　半導体レーザー光線の特徴として組織透過深度が他のレーザーに比較して深い。これらの性質を利用して、光感受物質をがん細胞などに取り込ませ、そこにレーザーを照射して光化学反応により活性酸素を発生させ、がん細胞を死滅させる治療法が1978年にヒトの乳がんに対して開発された。これが光線力学的療法（PDT:Photodynamic Therapy）と呼ばれるもので、歯科領域ではメチレンブルーなどのチアジン色素を歯周病原細菌などに応用して、半導体レーザー照射のPDT作用によって殺菌する方法がとられている。

（横瀬敏志）

3. レーザーの一般的特徴

(1) レーザーの性質

　Laserとは、前述のように、Light Amplification by Stimulated Emission of Radiationの頭文字をとったもので、一般的に「放射（輻射）の誘導放出による光の増幅」と訳される。その原理については後述するが、この原理またはこの原理を用いた装置から発振される人工の光が「レーザー光」である。

　レーザー光は、通常の光（太陽光や蛍光灯などの光）と同じく電磁波の一種であるが、通常光とは異なった特徴を有している。すなわち、レーザー光の大きな特徴の一つは、コヒーレント（coherent）な光ということである。

　コヒーレントとは、位相がそろっているという意味であるが、レーザー光は波長と位相がそろった光である。そして、どれくらいコヒーレントであるかという度合いをコヒーレンス（coherence）という。コヒーレンスは、日本語で「可干渉性」と訳される。干渉とは光の波と波とが重なり合う現象をいうが、位相のそろっている波は干渉しやすく、同一波長の波同士は干渉によって強め合う。レーザー光は、波長と位相のそろった光であり、コヒーレンスが高い光ということがいえる。

　なお、太陽光や蛍光灯などの通常の光は、紫外から赤外にわたる広い波長範囲の光が混合し、また進む方向もまちまちである。このような光をインコヒーレント（Incoherent）という。このような光を合成した場合、互いに打ち消しあい強い光は得られない（**図1**）。

　レーザー光はその高いコヒーレンスから、下記のような特徴的性質を有している。

　①単色性に優れている。

　　　通常の光は様々な波長の光を含んでいるが、レーザー光のスペクトル幅は狭く、波長が揃っている「単一波長」である。

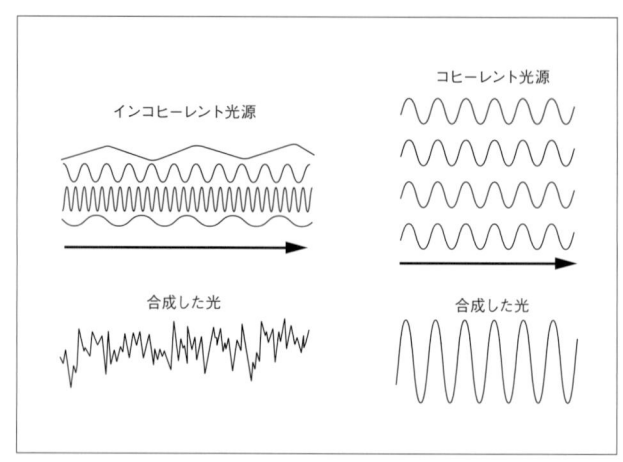

図1　コヒーレント光とインコヒーレント光

②指向性に優れている

　通常の光はあらゆる方向に分散し、光源から離れるに従い光の強度が下がるが、レーザー光はほとんど広がらずに直進する平行光線で、遠くまで光の強度が下がらない光である。

③集光性が高い

　太陽光をレンズを用いて収斂させることはできるが、太陽光は様々な波長からなり、平行な光でないため、鋭く焦点に集めることはできない。しかしながら、レーザー光は、上記で述べたように波長が揃っており指向性もよいので、レンズを用いて集光すると波長の数倍程度の小さな点に集光することができる。

④超短パルス発振が可能

　レーザー光は、その高いコヒーレンス性から、時間的に短いパルス発振が可能である。現在その応用が進んでいる短パルスレーザーとしては、ナノ秒（10^{-9}秒）レーザー、ピコ秒（10^{-12}秒）レーザー、フェムト秒（10^{-15}秒）レーザーなどがあり、超短パルスレーザーと呼ばれている。特にフェムト秒レーザーとして近年産業界で微細加工の応用が進み注目されている。

（2）レーザー発振様式

　レーザーの発振動作は、大別して連続波発振動作（continuous wave operation、以降CW発振という）とパルス波発振動作（pulsed operation）とがあり、それぞれCWレーザー、パルスレーザーと呼ばれる。CWレーザーは一定の出力を連続して発振し、パルスレーザーはパルス状の出力を一定の繰り返し周波数で発振する（**図2**）。

　さらに、パルス発振はパルス化技術によって、外部変調法と内部変調法（直接変調法）とに分けられる。これについては後述する。

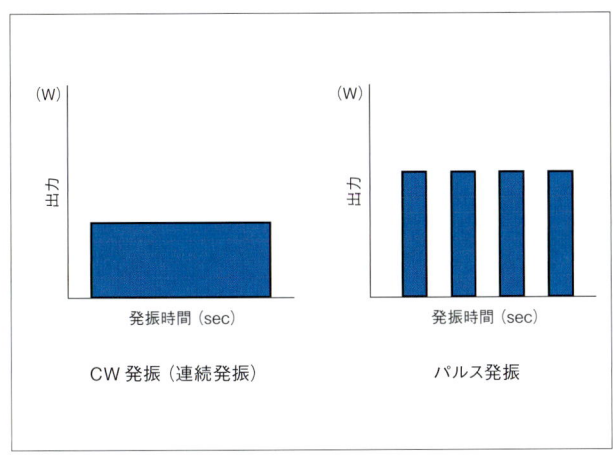

図2　CW発振（連続発振）とパルス発振

(3) レーザー照射条件のパラメータ

　レーザー照射時の条件を決定するパラメータとして、レーザー光の波長、平均出力、パルスエネルギー、パルス幅、パルス周波数、レーザー光照射部における照射面積などがある。

　以下それぞれについて説明する。

　①波長

　　歯科領域において現在使用されているレーザー機器には様々なものがあるが、その発振波長によって区別されている。それらの特性や用途については後の項に譲るが、それぞれの波長の特性に応じて使用方法や照射条件を適正に調節することが肝要である。

　②エネルギーと出力（パワー）

　　レーザー機器の仕様書には、その機器の能力を表現する際に、出力あるいは平均出力やエネルギーなどの表記が使用されている。それらの単位には、【W（ワット）】や【J（ジュール）】などが用いられている。1秒間に1Jのエネルギーのレーザー光が放出された場合、出力（パワー）は1Wとなる。すなわち、エネルギーEと出力Pとは次のような関係で示される。

$$E = P \times t \quad t：時間（単位：sec）$$

　　すなわち、1秒当たりのエネルギーが出力となる（これを平均出力という）。

　③パルス幅とピークパワー

　　上記に述べたようにレーザー光の発振様式には、CW発振とパルス発振とがある。パルス発振の場合、1つのパルス波の発振時間をパルス幅と呼ぶ。単位は、一般的には【ms（ミリセカンド）：10^{-3}秒】、【μs（マイクロセカンド）：10^{-6}秒】が使用され、短パルス、超短パルスでは、【ns（ナノセカンド：10^{-9}秒）】、【ps（ピコセカンド）：10^{-13}秒】、【fs（フェムトセカンド）：10^{-15}秒】、【as（アトセカンド）：10^{-18}秒】などが用いられる。なお参考までに、レーザーの発振時間を表す

単位の接頭辞を**表2**に示す。

表2　単位に用いられる接頭辞

ミリ	m	10^{-3}
マイクロ	μ	10^{-6}
ナノ	n	10^{-9}
ピコ	p	10^{-12}
フェムト	f	10^{-15}
アト	a	10^{-18}

　また、パルス発振において、各パルス波の持つエネルギーをパルスエネルギーといい、最大出力を尖頭出力（ピークパワー）という。

　パルスエネルギーをE_pとし、ピークパワーをP_p、パルス幅をT_pとした場合、次の関係となる。

$$E_p = P_p \times T_p$$

④パルス周波数（パルス繰り返し周波数）

　パルス周波数とは、1秒間に繰り返すオン・オフの回数、すなわち1秒間に発振されるパルス数をいう。単位は、【Hz】あるいは【pps】が用いられる。

⑤パルス周期とパルスデューティ（デューティ比）

　パルス周期とは、1つのパルスの始めから、次のパルスの始めまでの時間をいう。そして、パルス周期に対するパルス幅の比をパルスデューティ（デューティ比）という。

　すなわち。パルス周期をT_0、パルス幅をT_p、パルスデューティをDとすると、

$$D = T_p / T_0$$

となる。

図3に、パルスエネルギー、ピークパワー、パルス幅の関係を示しておく。
パルス発振における、ここまでのパラメータを**表3**にまとめておく。

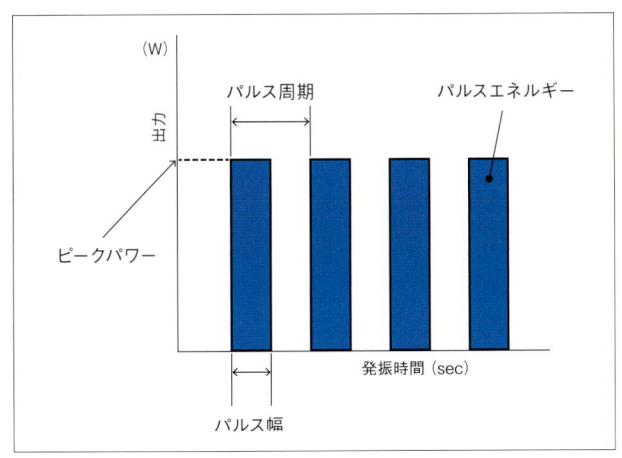

図3　パルスエネルギー、ピークパワーおよびパルス幅の関係

表3　パルス発振における各パラメータの関係

記号	パラメータ	単位	主な関係
T	パルス幅	sec（秒）	T＝D/R
R	パルス周波数	Hz or pps＝sec⁻¹	R＝D/T
D	パルスデューティ（デューティ比）	無次元	D＝R×T
P	出力	W（ワット）＝J/sec	Ppeak＝E/T； Pavg＝Ppeak×D； Pavg＝E×R
E	1パルスあたりのエネルギー	J（ジュール）	E＝Ppeak×T； E＝Pavg/R
A	レーザー照射スポット面積	cm²	A＝（π/4）×直径²
I	1パルスあたりのパワー密度（強度）	W/cm²	I＝P/A： Ipeak＝F/T； Iavg＝Ipeak×D； Iavg＝F×R
F	1パルスあたりのエネルギー密度	J/cm²	F＝E/A； F＝Ipeak×T； F＝Iavg/R

peak：ピーク（尖頭）値、avg：平均

⑥照射面積とエネルギー密度、パワー密度

　レーザー光の大きな特徴の一つは、非常に小さな面積に光エネルギーを絞ることができることである。したがって、どのくらいの面積に絞って照射するかは重要なパラメータである。

　照射したスポットの面積でエネルギー、パワーを除したものがエネルギー密度、パワー密度であり、単位としてそれぞれ、【J/cm²】、【W/cm²】などが使われる。

　なお、エネルギー密度は"フルエンス"、パワー密度は"パワーフルエンス"とも呼ばれ、「光の強度」といわれる場合、一般的にはパワー密度のことを意味する。

　レーザー溶接機の場合、材料表面での照射面積は機械的に可変であり、比較的精度高くエネルギー密度、パワー密度の制御が可能である。

　一方、歯科治療用レーザー機器を用いて非接触でレーザー光を照射する場合には、正確さに懸念があるので注意を要する。

　また、CW発振の場合は、その出力と照射時間で物質に与えられる全エネルギーと光の強度が決定されるが、パルス発振の場合は、1つのパルスのパワー密度

（ピークパワー密度）とパルス幅が重要なパラメータとなる。この組み合わせが物質との相互作用に大きく関連する。

生体組織にレーザー光を作用させる場合には、周辺組織への熱的影響をも考慮する必要があるため、パルスデューティも重要なパラメータである。

(4) パルス発振の方法について

先に述べたようにパルス発振の方法は、外部変調法と内部変調法とに分けられる。

外部変調法とは、機械的シャッターや電気光学（Electro-Optical: EO）変調器でCW発振光を切り出すもので、高速の電気光学変調器を用いた場合には最短1 nsまでパルス幅を短くできるとのことであるが、機械的シャッターによるものではパルス幅はmsオーダーであり、連続波を切り出す方式であるので、ピークパワーは連続波の平均出力と同じである。なお、この方式はパルス変調法あるいはゲート型パルス（gated pulse）法とも呼ばれる。

内部変調法（直接変調法）とは、レーザーそのものを制御してパルス光を発生させる方法で、その中で最も単純な方法は励起パワーを制御する方式である。すなわち、放電方式（炭酸ガスレーザーなど）では放電電流を、光ポンピング（Nd:YAGレーザー、Er:YAGレーザーなど）では励起光パワーを、そして半導体レーザーでは電流を制御する。一般的にパルス発振といった場合、この方式のことを指し、他のパルス発振と区別して、ノーマルパルス発振とよばれることもある。また、歯科用レーザーにおいてフリーランニングパルス（free-running pulse）といった場合、この方式によるパルス発振を指している。

この方式によって得られるパルス波のパルス幅は、数十μs～数百msであり、ピークパワーは、歯科治療用レーザーでは数百W～数千Wである。また、この方式のパルス発振では、パルスデューティを0.01程度に小さくできるため、すなわち熱緩和時間を長くすることができるので、レーザー光照射部周辺への熱影響を少なくすることができる。

さらに、内部変調には、パルス幅が短くピークパワーの大きなパルス（ジャイアントパルス）を発生する方法として、Qスイッチ法とよばれる方式がある。これは、共振器内にQスイッチと呼ばれるものを挿入して強力な反転分布（高エネルギー準位の電子数が低エネルギーの電子数より多い状態、後述）にし、一挙にレーザー光を発振させる方式で、nsオーダーの短いパルスを発振させることができる。ピーク出力はMW（メガワット）オーダーにもなる。

(5) レーザー光の照射条件の見方・決め方

レーザー光を照射する場合、その対象となる物質やその目的に適した照射条件を設定する必要がある。闇雲にレーザー光を照射しても望む結果を得られないばかりか、生体組織に照射する場合には、大きな障害を与える結果にもなりかねない。

そこで、前項において取り上げた各パラメータについて、照射条件の設定のための基本的な要素について整理しておく。

①波長

前述したように、一般的には、レーザー光の波長はレーザー装置の種類によって定まっている（一部波長可変レーザーもある）。基本的に、光が吸収されなければレーザー光は何ら作用を及ぼさないのであるから、対象となる物質及びその目的によって、発振波長の選択をする必要がある。すなわち、対象物質による波長選択性についての情報を得ておく必要がある（詳細は後章に譲る）。

②発振様式

先に述べたように、レーザー光の発振動作は大きく分けて連続波発振動作（Continuous Wave Operation: CW Operation）とパルス発振（Pulsed Operation）の2つがあり、このいずれかを選択する必要がある。

生体組織に照射する場合には、しばしば照射部位での熱の蓄積や照射部位周辺組織へ熱的影響を与えたくない場合がある。このような場合には、パルス発振を用いる（例えば、連続波4Wのパワーで1秒間照射とパルス発振でピークパワー8W、パルス幅50ms、10Hzの照射条件では、1秒間に与えられる全エネルギーは同じ4Jであるが、パルス発振の方が周囲組織への熱影響は少ない）。また、金属の溶接などの場合には、高いピークパワーを要することが多く、パルス発振が選択されることが多い。

現在我が国の歯科領域で用いられているレーザーの中で、金属溶接用も含めNd:YAGレーザーはすべてパルス発振のみの発振様式をとっているが、CO_2レーザー、半導体レーザーでは、CW発振、パルス発振の両方の様式で発振できるものもある。

③エネルギー密度とパワー密度

レーザーの応用において非常に重要な要素の一つは、その特性から、エネルギーの強さや照射ポイントでの集光度であり、すなわち、エネルギー密度やパワー密度とよばれるものである。

〈CW発振の場合〉

CW発振の場合、照射エネルギーの設定はパワーの設定によってなされる。これによって、1秒間の照射エネルギーが設定でき、照射面積が決まれば、必然的にエネルギー密度、パワー密度が決定されることになる。

したがって、あとは同一部位に何秒間レーザー光を照射するか、あるいはレーザー光をどれくらいの速度で移動するかということを設定することになる。

工業用材料のレーザー加工の場合には、コンピュータ制御によりレーザー光あるいは被加工材の移動速度を設定することができるが、生体組織に使用する場合

は、術者の感覚に依存するところが大きいので、十分な習練や経験を必要とする。

〈パルス発振の場合〉

パルス発振の場合は、連続波の場合に比べパラメータ設定がやや複雑となる。

パルス発振の照射条件では、まず"パルス当たり"のエネルギー密度、パワー密度を考える必要がある。CW発振の場合と区別して、パルスエネルギー密度、ピークパワー密度と呼ぶことにする。

先に示したように、パルスエネルギーは、ピークパワーとパルス幅の積で得られる。したがって、パルスエネルギーを一定とした場合、パルス幅を短くするとピークパワーが高くなり、パルス幅を長くするとピークパワーは低くなる。

歯科治療用Nd:YAGレーザーのカタログの仕様を見ると、設定できるパラメータは、パルスエネルギーとパルス周波数のみが表示されており、パルス幅に関する記載がない（歯科用レーザー溶接機の場合はパルス幅は可変で、仕様に記載がある）。すなわち、パルス幅は固定されているようである。したがって、パルスエネルギーを変化させると、パルスエネルギー密度のみならず、ピークパワー密度も変化することになる。

パルスエネルギー密度やピークパワー密度を高くするか否かは、対象とする物質の光の吸収特性とその物質にどのような作用をさせるかによって異なる。レーザー治療においてパルス発振を採用する場合、照射部位周辺への熱的影響を小さくすることを考慮していることが多い。パルス発振において、パルスエネルギーを大きくすると、パルス幅が固定されている場合、パワー密度も大きくなるが、周辺組織への熱的影響が大きくなり、それによって障害が出る恐れがあるときには、パルス周波数を小さくする。すなわち、パルスデューティを小さくする必要がある。

一方、歯科治療用CO_2レーザーを用いてパルス発振する場合の照射条件の設定は、ピークパワー、パルス幅および照射休止時間（OFFタイム）で行うことができるようになっている。したがって、パルスエネルギー密度を大きくしたいときには、ピークパワーかパルス幅、もしくは、その両方を大きくすればよいことになる。ただし、この場合パルス幅のみを大きくした場合には、ピークパワー密度は変化しない。換言すれば、ピークパワー密度が大きい状態でパルスエネルギー密度を下げたい場合には、パルス幅を短くすればよいことになる。

以上のことから、レーザー光の照射条件を設定するにあたって、メーカーのマニュアルや文献等を参考にする場合、基本的パラメータのチェックを行い、どのような作用に適しているかを検討しておく必要がある。また、同じ機種のレーザー装置であっても、その設計等が異なればその装置固有のパラメータが組み込まれているので、他の装置のデータを参考にする場合には、この点を十分考慮する必要がある。

④発振モードと照射モード

　一般的には、レーザーの発振様式は、前にも述べたように、CW発振とパルス発振とがあり、このどちらかの様式にて"発振"されたレーザー光は、対象とする物質にそのまま"照射"される。すなわち、発振様式（モード）と照射様式（モード）とは同じである。

　しかしながら、歯科治療用レーザーの中には、"発振モード"と"照射モード"とで異なった意味合いで使われる場合がある。それは、スーパーパルスを採用している歯科治療用レーザー（主としてCO_2レーザー）に多くみられる。

　この場合、発振モードは"ノーマルモード"と"スーパーパルスモード"とに分類される（呼称はメーカーによって異なる）。スーパーパルスモードとは、パルス幅が非常に短く（μsオーダー）、ピークパワーが高いパルスを発振するモードである。

　照射モードには、"連続"、"リピートパルス"、"シングルパルス"と呼ばれる3種のモードがある。

　発振モードと照射モードとはそれぞれの組み合わせで使用される。その組み合わせの例を図4に示す。

　図から示したように、基本的には、6組の組み合わせがある。

　なお、スーパーパルス発振モードでCW照射モードの場合、一般的に連続発振と呼ばれるものではなく。実質的にはパルス発振であるが、歯科治療用レーザーでは、連続波モードと呼ばれている。

　また、スーパーパルス発振モードの場合、いずれの照射モードでもピークパワーは各機種によって、一定値に固定されており、スーパーパルスのパルス幅も各モードによりあらかじめプログラムされた値となっているようである。

　元来パルス発振のメリットは、高いピークパワーが得られることと、照射部位での熱の蓄積が少なくでき、周囲への熱拡散を少なくし、照射部周辺への熱影響を少なくできることである。その利点をより効果的に発揮できるよう企てられたものである。

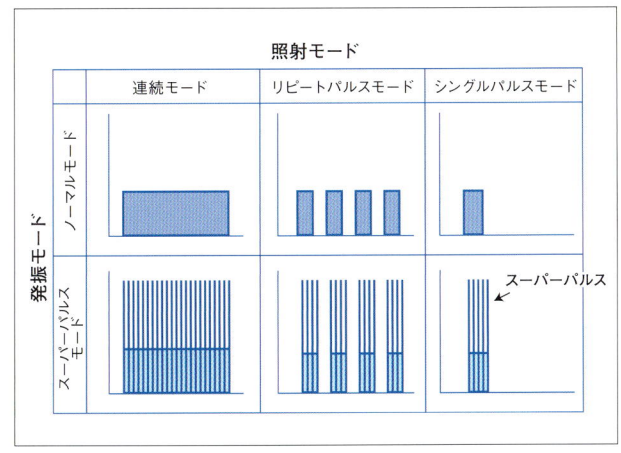

図4　発振モードと照射モード

前にも述べたが、レーザーを用いる場合に重要なことは、その目的にあったエネルギー密度、パワー密度などのパラメータを設定することにある。歯科用のレーザー機器では、それらについての十分な情報が提供されていない場合が多い。安全かつ効果的に利用するためには、それらパラメータの意味合いを十分理解し、それらに関する情報を可能な限り入手するよう努めなければならない。

(6) 光と物質の相互作用 ―レーザー光による相互作用―

レーザー光の特性を用いた応用は、発振されるレーザー光と対象物質との相互作用によって、その目的を達成することができる。

図5は、光強度（パワー密度）と照射時間（相互作用時間）との組み合わせ（P.71参照）によって、生体組織にいかなる作用がなされるかを示している。また、図6は、産業用レーザーが光強度（パワー密度）と照射時間との組み合わせで、いかなる材料加工への応用がなされているかを示している。

生体組織との相互作用としては、①光化学相互作用、②熱的相互作用（光熱作用）、③光蒸散作用、④プラズマ蒸散作用、⑤光破断作用などがある。

また、産業用レーザー加工での応用では、「熱処理」、「溶接・切断」、「穴開け」、「合金化処理」、「衝撃作用、効果・除染」などに利用されている。

図からわかるように、レーザー光と物質との相互作用には、エネルギー密度より照射時間（相互作用時間）の差が大きな違いを生んでいる。

レーザー光と物質との相互作用においては、主としてレーザー光が物質に吸収されて生じる熱の発生を利用している。これを総じて"熱作用"と呼んでいる。この場合、照射部位からの熱拡散は重要な役目を果たす。これに対し、"非熱作用"と呼び、物質に吸収された時の熱発生をほとんどあるいは全く利用せず、レーザー光の他の特性を利用する場合もある。

"熱作用"と"非熱作用"の境界は、一般的には相互作用時間がピコ秒（ps、10^{-12}sec）であるとされているが、生体組織を対象とした場合には、高パワー密度（10^6W/cm^{2}以上）1マイクロ秒（μs、10^{-6}sec）以下の領域で非熱作用が顕著である

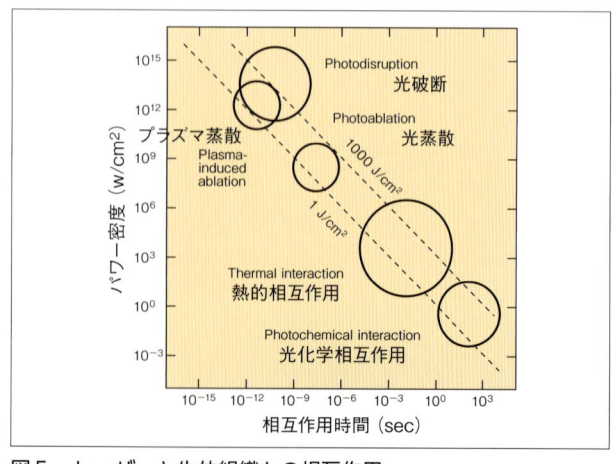

図5 レーザーと生体組織との相互作用

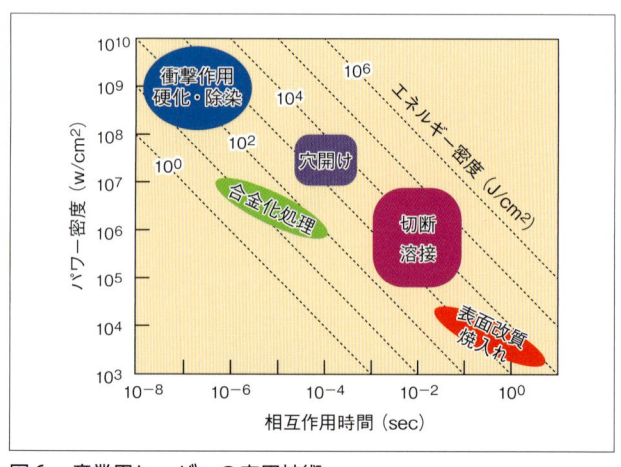

図6 産業用レーザーの応用技術

とされている。また、非熱作用は、機械的な作用を引き起こすことからレーザー光による"機械的作用"と呼ばれることもある。

以下に、生体組織とのレーザー光の相互作用について概説する。

①光化学相互作用

　通常、光で物質内の電子が励起され、それによって引き起こされる化学反応を光化学反応という。一般的には、光の熱作用で加熱され、それによって化学反応を起こさせるものは光化学反応には分類しない。自然界における光合成は光化学反応の一つである。

　レーザーによる光化学反応の医療分野での応用例として、光線力学療法（PDT：Photodynamic Therapy）があげられる。これは、光感受性薬剤を治療前に注入しておき、この薬剤の特異な吸収波長に合わせたレーザー光を照射することによって活性酸素（一重項酸素）を発生させる方法で、悪性腫瘍の治療などに用いられている。

　本相互作用で用いられるレーザー照射パラメータは、パワー密度0.01〜50W/cm^2、照射時間1秒〜連続で、1W/cm^2、1秒以上で顕著であるとされている。また、レーザーとしては、主として可視光領域の波長が用いられる。

②熱的相互作用（光熱作用）

　この相互作用は、レーザーを治療のみならず、レーザー加工においても最も利用されるものである。

　生体組織においては、レーザー光の吸収は水分子及びタンパク質・色素等で行われる。特に水分子による吸収は重要である。

　医療へのレーザー応用の典型的なものとして、レーザーメスがしばしば取り上げられるが、これはレーザー光と生体組織との熱的相互作用を利用したものである。

　以下に、CO_2レーザーを用いたレーザーメスの作用機序の概要を示す（**図7**）。

　まず、レーザー光が生体上皮組織に照射されると上皮組織の内側の水分に光が吸収され、その蒸発によって上皮組織が押し上げられバルーン状になり、内圧によって上皮組織が破壊される。続いて、破壊孔を通して直接内部が照射され、しだいに深部に破壊が及ぶ。破壊孔周囲には組織の熱伝導によって熱変成が起こる。このプロセスでは、血管の収縮が起こり、小径血管、毛細血管は封着されながら切断されるので、出血が生じにくい。

　光熱作用を利用した例としては、上記CO_2レーザーのように、表面吸収性レーザー（後項参照）を用いた場合のほかに、組織透過性レーザー（後項参照）を用いた方法もあり、医療分野での例としては疼痛緩和療法などがある。この場合、発痛部位が組織深部であってもレーザー光が深部に達し、血流が改善されると考えられる。このような療法は、表面吸収性レーザーでもレーザーのパラメータを

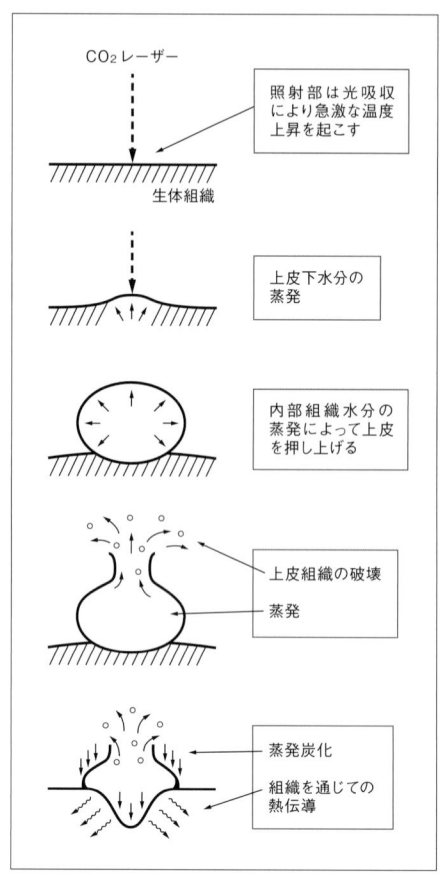

図7　CO₂レーザーによる生体組織の破壊機構（レーザー学会編：レーザーハンドブック，オーム社，東京，1982．より引用改変）

調整すれば熱拡散を利用して可能ではあるが、この場合照射をやめるとすぐに温度が降下してしまう。このようなことからも、波長の選択の重要性がうかがわれる。

熱的相互作用を利用したレーザーでは、生体組織を対象とした場合、一般的には、パワー密度$10\sim10^6\mathrm{W/cm^2}$、パルス幅$1\mu\mathrm{s}\sim1\mathrm{ms}$で用いられるが、レーザーメスでは連続波が用いられる場合もあり、対象とする生体組織や波長領域、目的によって異なってくる。

また、本作用を目的として使用される典型的なレーザーとしては、上記CO₂レーザーのほかに、Nd:YAGレーザー、Er:YAGレーザー、Ho:YAGレーザー、Arレーザー、半導体レーザーなどがあげられる。

③光蒸散（光アブレーション）作用

前項であげたレーザーメスの例は、生体物質に取り込まれた光エネルギーが熱化し組織温度が上昇して生じた蒸散プロセスで、その作用主体が熱であることから、"熱蒸散（Photothermal ablation）"といわれる。

光の波長が短く光子一個のエネルギーが高い場合、光吸収により生体物質を作る分子の結合解離が生じる。この場合、生体組織は熱発生がほとんどなく消滅し

ていく。この過程を"光蒸散"もしくは"光解離蒸散（Photoablation）"という。

光蒸散では、照射された部分が非常にきれいに取り除かれ、周囲には凝固や蒸発などの熱的な影響は見られない。

上記のこと（光子エネルギーが高い）から、当初紫外線レーザーであるエキシマレーザーはすべて光蒸散作用を示すと考えられていたが、その後、最も波長の短いArFレーザー（波長193μm）を除いたエキシマレーザーによる蒸散作用は、熱化を伴った熱蒸散が支配的であることが明らかとなった。

一般的に用いられるレーザーパラメータは、パワー密度10^7〜10^{10}W/cm^2、パルス幅は10〜100nsである。

この相互作用は、眼科領域では白内障手術や視力矯正（LASIK）手術に応用されている。

④プラズマ蒸散作用

レーザー光の強度（パワー密度）（P.71参照）が高くなり、パワー密度が10^{11}W/cm^{2}以上になるとプラズマが発生する。これによって生体組織が除去される過程を"プラズマ蒸散"あるいは"プラズマ誘起蒸散"という。適切なレーザーパラメータの設定により、熱的・機械的な損傷なしに、組織を切除することができる。

また、この相互作用はレーザー波長依存性を強く示さないことが知られており、歯科治療におけるう蝕除去や眼科における視力矯正に有効であると考えられている。

レーザーパラメータは、パワー密度10^{11}〜10^{13}W/cm^2、パルス幅100fs〜500psで用いられる。

使用されるレーザーとしては、Nd:YAGレーザー、Nd:YLFレーザー、チタンサファイアレーザーなどが用いられる。

⑤光破断作用

レーザー光の強度がさらに高くなると、プラズマ生成の副次的効果として、衝撃波やキャビテーションバブルの発生が起こり、周囲の組織を機械的に損傷する。これを"光破断（Photodisruption）"という。

光破断作用を示すレーザーパラメータは、パワー密度10^{11}〜10^{16}W/cm^2、パルス幅100fs〜100nsである。

医療応用としては、尿道結石などの破砕に利用されている。

以上のように、パワー密度と相互作用時間の組み合わせによって、様々な作用を引き出すことができるが、レーザー波長と対象となる物質の適正な設定、並びに目的の明確化も重要な要因である。

4. レーザーの原理

(1) 光の放出 ―自然放出と誘導放出―

　原子は、正電荷を持つ原子核と負電荷をもつ電子で構成されており、電子は原子核から力を受けて円運動をしている。その電子の円運動の軌道の大きさはトビトビになっており、電子はそのトビトビになっている軌道しか取れない。そして、この軌道には"量子数"と呼ばれる番号が付けられており、最も内側の電子軌道はn＝1、外に行くにつれてn＝2、3、4…と大きくなっていく。量子数の異なる電子軌道は異なるエネルギーに対応しており、これを"エネルギー準位"と呼んでいる。最も内側の軌道（n＝1）は、最もエネルギー準位が低く、外に行くにつれてエネルギー準位が高い。

　原子の内部エネルギーは、どこの軌道にどれだけの電子が周回しているかによって決まる。電子が内側の軌道を回っているとき、つまり通常の状態のときは、原子の内部エネルギーは"基底状態"にあるという。

　基底状態にある原子が外部からエネルギーを得たとすると、電子が外側の軌道に飛び移ることになる。この状態を"励起状態"にあるという。

　励起状態にある原子は不安定であるので、基底状態に戻ろうとする。すなわち、電子が元の軌道に戻ろうとする。このとき電子は、そのエネルギーレベル差に相当する、余分なエネルギーを光または熱として放出する。これが発光のプロセスであり、この過程を"自然放出"という **(図8)**。

　このとき放出される光の振動数 ν は、2つのエネルギー準位（E_1、E_2）の差と下記の関係がある。

$$h\nu = (E_2 - E_1) \quad （エネルギーレベル E_2 > E_1）$$

　ここで、hはプランク定数であり、放出される光子（フォトン）1個のエネルギーである。

　次に、原子が励起状態E_2にあるときに、周波数が $\nu = (E_2 - E_1)/h$ に等しい光が入射した場合を考える。

　このとき原子は入射された光子に誘導され光を放出してE_1に落ちる。この誘導され

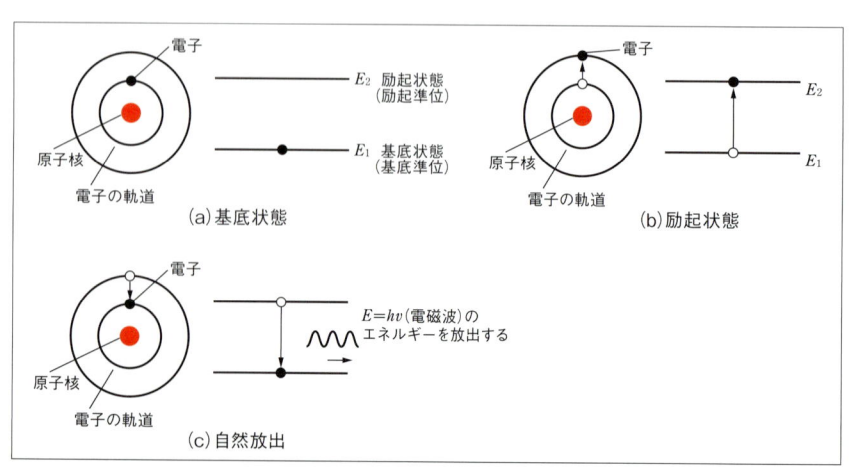

図8　基底状態、励起状態、自然放出

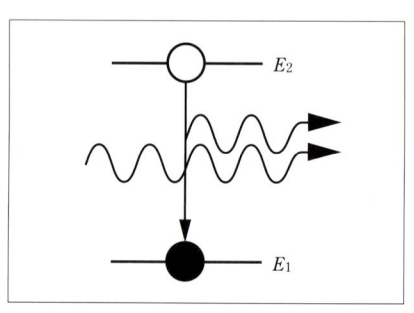

図9　誘導放出

た光は、入射してきた光とエネルギー、位相、進行方向が同じである。すなわち、入射時に1つだった光子が出射時には2つの光子になっている。この過程を"誘導放出"といい、この過程によって放出された光を"誘導放出光"という（**図9**）。したがって、多くの光子を誘導放出できれば、強い光を放出することができることになる。

（2）反転分布と光の増幅

　一般的に熱平衡状態にある物質においては、低いエネルギー準位に原子の数が多く存在しており、光子を入射してもそのほとんどが吸収されてしまい、励起された原子は不安定であるので、すぐに元の状態（低いエネルギー準位）に戻ろうとする。したがって、誘導放出は熱平衡状態ではほとんど起こらない。

　しかしながら、特定の条件を満たした物質（媒質）に励起エネルギーを加え続けると、この分布が逆転し、遂には高いレベルの原子数が低いレベルの原子数を上回る現象が起こる。この現象を"反転分布"という（**図10**）。

　反転分布状態ができれば、上位の励起準位の原子が多いので、最初の自然放出を起点とし連鎖的に誘導放出が起こり、光は次々と増幅されていくことになる（**図11**）。ただし、媒質の単位長さあたりの増幅度は小さいので、レーザー光を発振させるためには非常に長い媒質が必要となる。しかしながら、それほど長い媒質を製作すること

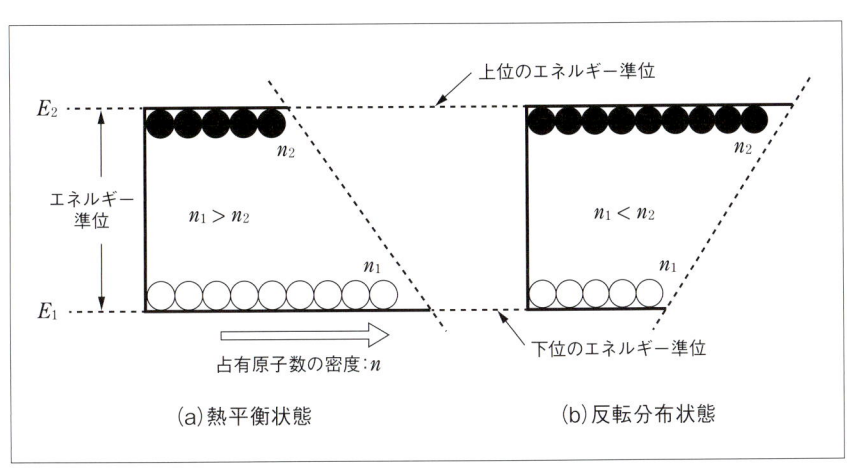

図10　反転分布と熱平衡状態

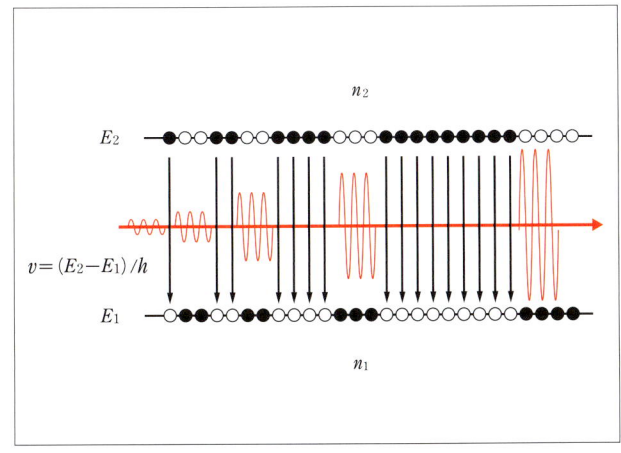

図11　反転分布状態における誘導放出による光の増幅

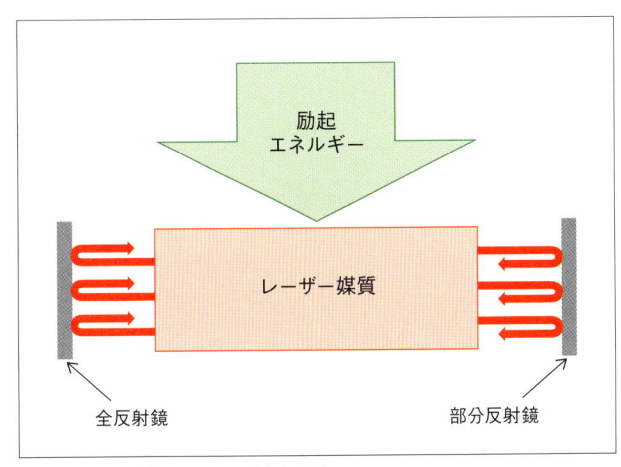

図12　レーザー発振器の基本構造

は困難であるので、媒質を両側から2枚の鏡で挟んで、光を何度も媒質内を往復させることによって、媒質との作用長を実質的に長くするという方法をとっている。この2枚1組の鏡を"光共振器"という（**図12**）。

（3）レーザー発振器の基本構造

これまで述べてきたように、レーザー光の発振には、

- レーザー光を発振する元となる物質（これをレーザー媒質という）
- レーザー媒質中に反転分布状態を生じさせるためのエネルギー供給源（これを励起源という）
- 発生した誘導放出光を閉じ込め、増幅するための2枚1組の反射鏡（これを共振器という）が必要であり、基本的にはこれらによってレーザー発振器は構成されている。

レーザー発振器は、媒質に使用されている物質の名称によって呼ばれることが多い。**表4**に主なレーザー媒質を示す。

表4　主なレーザー媒質

固体レーザー	ルビー、Ndガラス、YAG、アレキサンドライト、Tiサファイア
気体レーザー	He-Ne、CO_2、N_2、アルゴンイオン、希ガス（エキシマ）、金属蒸気（He-Cd）
液体レーザー	Dye（色素）
半導体レーザー	AlGaAs、GaAs、GaN（青色半導体レーザー）
プラズマレーザー	X線レーザー
自由電子レーザー	加速器中の蛇行した相対論的電子ビーム

レーザー媒質が異なると、使用される励起源も異なる。

表5は主な励起方法を示している。

表5　レーザー発振における主な励起方法

励起の方法	内容
放電励起	気体レーザーの多くは、放電によって励起する。グロー放電・アーク放電が利用される。
光励起	固体レーザーや液体レーザーの多くは、光によって励起する。大光量のランプや、レーザー光を用いて励起する。
電子ビーム励起	電子を500kV以上の高速パルスの電圧で、高速近くまで加速した相対論的電子ビーム（REB）で励起する。
化学励起	化学反応で得られるエネルギーによって、励起する。外部からのエネルギー供給は必要としないユニークな励起源である。
電流励起	電流を注入することによって、レーザー媒質を励起する。主に半導体レーザーで利用される。
熱励起	熱エネルギーを用いて、レーザー媒質を励起する。

共振器に用いられている反射鏡は普通の鏡ではなく、専用の鏡が用いられており、レーザーミラーともばれる。レーザーの種類、波長などに応じた様々なレーザーミラーがあるが、普通は石英やBK7（ホウ珪酸ガラスの一種）という硬質ガラスを基板とし、これに誘電体薄膜とよばれる透明な膜をコーティングしたものが用いられる。この膜は、屈折率の異なるものが何層かレーザー波長の1/4ずつ積層されている（これを誘電体多層膜とよばれる）。この層数を多くすればするほど反射率は100％に近く

なる。

　共振器に用いられる1組のレーザーミラーの片方は全反射鏡（反射率99.5～99.7％）であり、もう一方は誘電体薄膜層の層数を少なくして一部光を透過する部分反射鏡となっており、レーザーを取り出す出力ミラーとなっている。

　以下に、歯科領域で用いられている代表的なレーザーの基本構造を示す。

①固体レーザーの基本構造

　　固体レーザーの代表として、Nd:YAGレーザーの基本構造を**図13**に示す。

　　本レーザー装置はNd:YAG結晶をレーザー媒質としており、励起源としてフラッシュランプが用いられている。これらは、内面が金メッキされた集光器の中に設置されている。この集光器の形状は断面が楕円形になっており、励起ランプから発せられた光は、YAGロッドに集光されるように設計されている。

②気体レーザー

　　気体レーザーの基本的構造を**図14**に示す。気体レーザーでは、レーザー管の中にガスを詰め、両端に共振用反射鏡を置き、ガス中を流れる電流によって励起される。ガス中を電気が流れることを放電というが、放電は管の長さ方向に生じる。この放電によって生成した電子がガス原子や分子に衝突することによってエネルギーが与えられる。

③半導体レーザー

　　図15は半導体レーザーの基本構造を示している。

　　半導体レーザーは発光層（活性層）をクラッド層で挟んだ構造となっており、これはダブルヘテロ構造と呼ばれている。また、半導体レーザーでは、反射鏡（共振器）は結晶のへき開面を利用している。このため固体レーザーや気体レーザーのような個別の反射鏡はない。

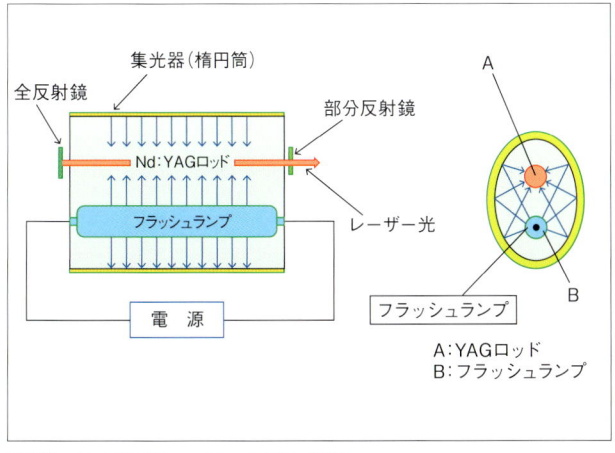

図13　Nd:YAGレーザーの基本構造

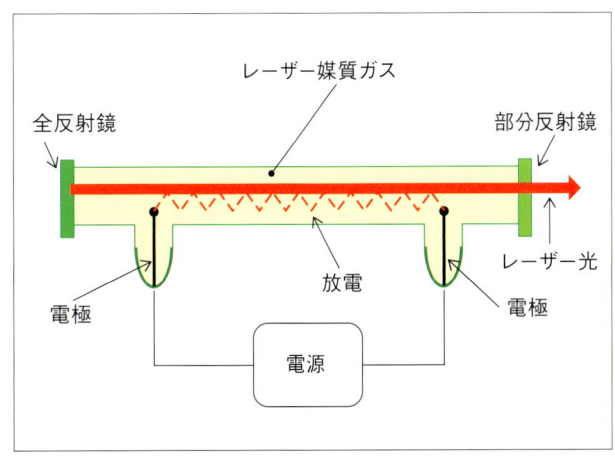

図14　気体レーザーの基本構造

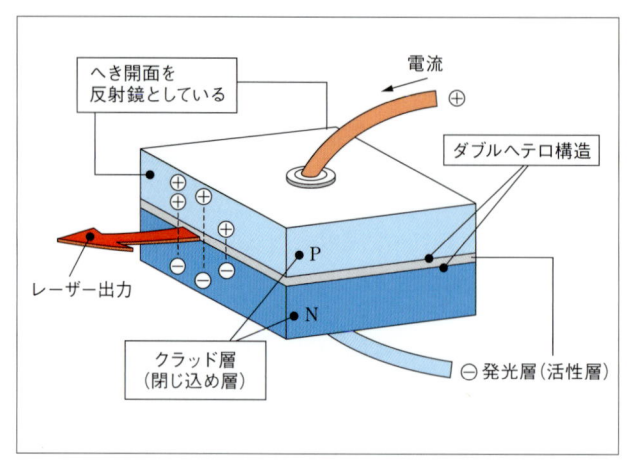

図15 半導体レーザーの基本構造

（4）導光システム

　レーザー発振器から出力されたレーザー光は、集光レンズなどを用いて対象となる物質に集光させることによって、高いパワー密度を得ることができ、レーザー溶接などのレーザー加工に用いられている。しかしながら、医療機器として用いる場合には、その操作性から、取り出されたレーザー光を患部に導くことが要求される場合がある。特に歯科治療においては、レーザー光の導光路が必須である。

　医科・歯科領域において用いられるレーザー装置において、Nd:YAGレーザーや半導体レーザーなどの可視・近赤外域のレーザーとCO_2レーザーやEr:YAGレーザーなどは光の伝送システムには違いがある。

　以下に、それぞれの導光システムについて述べる。

①Nd:YAGレーザー、半導体レーザーの導光システム

　　Nd:YAGレーザー、半導体レーザーなどの可視光線・近赤外線波長領域の光を発振するレーザーでは、その導光路として、通常光ファイバーが用いられている。

　　一般的な光ファイバーは、石英ガラスで構成されており、その中央のコアと呼ばれる部分にゲルマニウムなどを微量添加することにより、中央部分の屈折率が周囲部分（クラッド）より高くなっていたり、クラッド部分にB（ホウ素）、F（フッ素）などを添加し、クラッド部分の屈折率を下げるなどにより、コア部分とクラッド部分に屈折率の差をつけてある。このことにより、光は、屈折率の大きなコア部と屈折率の低いクラッド部分の境界面で全反射を繰り返しながら伝搬していく（**図16**）。

　　光ファイバーを用いたレーザー光の伝送においては、ファイバーへの入射光とファイバーからの出射光に幾分エネルギー差（伝送損失）が生じることがある。また、許容範囲を超えた屈曲により破損し、光の漏れによって局部的に発熱し断線したり、溶融が生じる恐れがあるので、取り扱いには十分注意が必要である。

②CO_2レーザー、Er:YAGレーザーの導光システム

　　CO_2レーザー、Er:YAGレーザーなどの赤外波長域のレーザー光は、石英ガラス

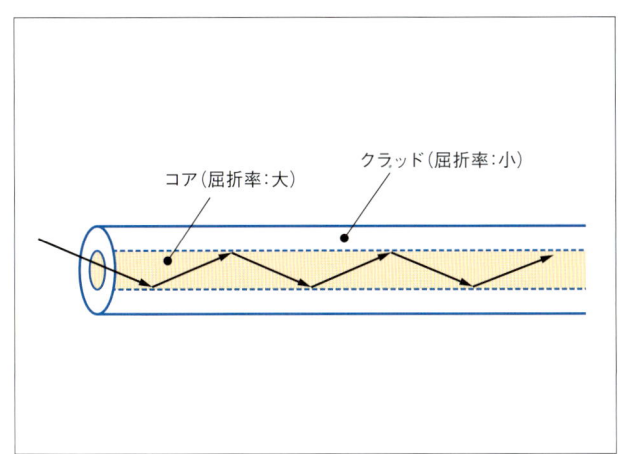

図16　光ファイバーの構造と光の伝送

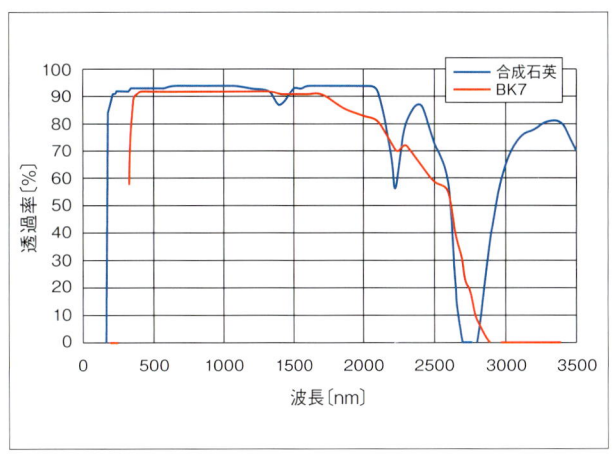

図17　ガラスの透過率波動特性

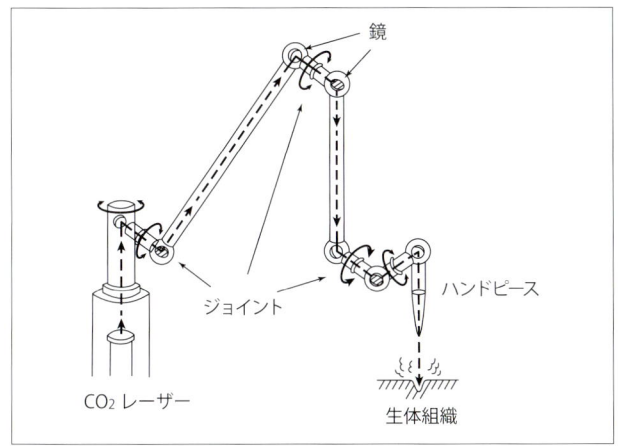

図18　多関節マニピュレータの基本構造

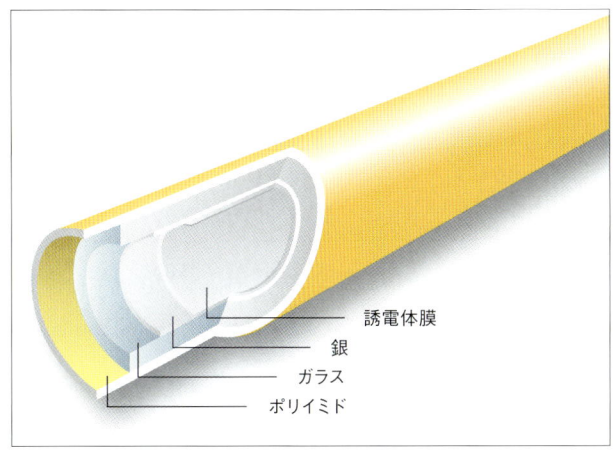

図19　中空光ファイバーの構造

に吸収されるため、一般的な光ファイバーを導光路として用いることはできない（図17）。

これまでも、石英以外の様々な材料を用いて赤外線領域で使用可能な光ファイバーの開発がなされてきたが、耐久性、安全性に問題があり、結局のところ従来から用いられていた多関節アームマニピュレータ（図18）に取って代わるものは存在していなかった。

多関節アームマニピュレータは、いくつかの回転する関節部に反射鏡を置き、鏡によって直角方向に反射するようにしてレーザービームを伝送するもので、関節をいくつか組み合わせることによって比較的自由に放射端を向けることができるように作られている。しかしながら、光ファイバーを使用した場合に比べ、操作性が良いとは言いがたく、赤外線域のレーザーにも光ファイバーの開発が望まれていた。

そこで開発されたのが、中空光ファイバーである。これは、言わば空気をコアとした可撓性のある赤外光用光ファイバーである。

その構造を図19に示した。図からわかるように、中空ガラスファイバーの内面に銀薄膜を形成し、さらにその表面（内側）に誘電体皮膜を形成したものである。ガラス内径は0.3〜1.0mm程度で、ガラス肉厚は30〜50μm程度である。外側には、ポリイミドやアクリル樹脂の保護層が形成されており、内径0.3mmの

ものであれば曲げ半径1cm程度までの急峻な曲がりを加えることができるとのことである。

③ノーファイバー、ノーマニピュレータ方式のEr:YAGレーザー

近年、光ファイバーやマニピュレータ、中空ファイバーなどの導光システムを要しないで、ハンドピース内に発振装置が装着された歯科用Er:YAGレーザーも市販されているとのことである。今後の活用に期待されている。

（都賀谷紀宏）

5. レーザーの種類

世界で初めてレーザー光を発振したのは、1960年にMaimanらの人造ルビーを用いた固体レーザーであり、それ以後、約50年を経過した現在までに様々なレーザー光が様々な媒質によって発振されている。このような種々のレーザーは、レーザー光を発振する媒質あるいは発振されたレーザー光の波長により分類することができる。この他にも動作モードや出力パワーの違い、あるいは透過性の違いなどによっても分類されている。

（1）媒質による分類

媒質を大きく分けると固体、液体、気体の3相に分けることができ、それぞれ固体レーザー、液体レーザー、気体レーザーと呼ばれる。さらに各レーザーの媒質の種類により細かく分けることができる（**表6**）。

表6　レーザー光の媒質とその特性

相変化		レーザーの媒質	発振波長	動作モード
気体	混合ガス	CO_2レーザー	10.6μm	CW（連続波）パルス
		エキシマレーザーXeCl	0.308μm	パルス
液体	有機系	色素レーザー（色素、溶剤）	0.32〜1.26μm	CW パルス
固体	結晶体	ルビーレーザー	0.6943μm	パルス
		Nd:YAGレーザー	1.064μm	CW パルス
		Er:YAGレーザー	2.94μm	CW パルス
	アモルファス	Nd:ガラスレーザー	1.06μm	パルス
	半導体	半導体レーザー　AlGaAs	0.7〜0.9μm	CW
	ファイバー	ファイバーレーザー　Yb	1.045〜1.065μm	CW パルス

①固体レーザー

固体レーザーとは、ガラス（非晶質）や結晶などの母材に活性原子（分子）を均一に分散したものをレーザー媒質としたものをいう。固体レーザーの励起には、一般に光励起法が用いられており、励起の光源としてフラッシュランプやアークランプ、レーザーダイオードなどの強力な光源が用いられている。固体レーザー

の特徴として母材に活性原子となる不純物を少量添加して自由電子（キャリア）を形成するドーピングによって作られている。そのため、ドーピングしたイオン内のエネルギーレベル遷移によりレーザー光が発振されるため、一般にきれいな出力が得られる。

固体レーザーは媒質の形状により結晶体、アモルファス、半導体およびファイバーに分けることができ、さらに媒質の種類により以下のように分類される。

結晶体：ルビーレーザー（0.6943μm）、Nd:YAGレーザー（1.064μm）、Er:YAGレーザー（2.94μm）

アモルファス：Nd:ガラスレーザー（珪酸ガラス：1.062μm、リン酸ガラス：1.054μm）

半導体：AlGaAsレーザー（0.7〜0.9μm）、InGaAsレーザー（1μm〜1.6μm）

ファイバー：Ybファイバーレーザー（1.045〜1.065μm）、Erファイバーレーザー（1.55μm）、Ndファイバーレーザー（1.064μm）

表7　固体レーザーの概要

レーザーの名称	媒質	動作原子	発振波長	用途
ルビーレーザー	ルビー	Cr^{3+}	0.6943μm	距離計測
Nd:YAGレーザー	YAG	Nd^{3+}	1.064μm	歯科医療 加工
Er:YAGレーザー	YAG	Er^{3+}	2.94μm	歯科医療

これらのレーザーのうち、歯科領域において用いられる固体レーザーには結晶体レーザーであるNd:YAGレーザーおよびEr:YAGレーザーと、半導体レーザーにはAlGaAsレーザーがある（表7）。

ルビーレーザー

1960年に発振された世界初めてのレーザーであり、波長は0.6943μmである。人造ルビー内のCr^{3+}（3価クロム）原子により励起、主に距離計測などに用いられる。

Nd:YAGレーザー

1964年にGeusicにより初めて発振された波長は1.064μmのレーザー。媒質であるYAG（Yttrium Aluminum Garnet）中のNd^{3+}（3価ネオジウム）原子により励起する。波長特性から一定の色素に吸収されやすい特徴を持つ。比較的組織深部にまで到達する。歯科領域ではレーザーのチップ先端を先細りに加工し先端部のパワー密度を上げることにより蒸散・切開が可能となっている。照射部位周辺に熱が蓄積し、蒸散量よりも熱凝固・変性層が多い。そのため切開というよりも止血や広範囲の凝固を目的に使用されることが多い。また、組織から離してデフォーカスで照射することで麻酔効果あるいは組織賦活効果が期待できる。

Er:YAGレーザー

　1974年にZharikovらにより初めて発振された波長2.94μmのレーザー。YAG中のEr^{3+}（3価エルビウム）原子により励起する。水に極めて良く吸収されるレーザーであり炭酸ガスレーザーの約10倍、Nd:YAGレーザーの20,000倍の吸収率を持つ。このため組織表面の水分に吸収され瞬時に気化し微小爆発を生じ、機械的に組織の崩壊が生じる。熱作用による蒸散ではないため組織に凝固あるいは変性層を生じづらい。また、軟組織だけでなく硬組織にも応用が可能である。

半導体レーザー

　1962年に初めて発振された波長0.7〜0.9μmのレーザー。Nd:YAGレーザー同様に組織透過性のレーザーである。当初、高出力を出すことができなかったためソフトレーザーとして用いられていたが、現在は高出力化が実現しハードレーザーとしても用いられている。他のレーザーと異なり小型、軽量、高効率であり価格的にも安価であるというメリットをもつ。

②液体レーザー

　液体レーザーは、媒質の違いにより有機キレート化合物レーザー、無機レーザー、有機色素レーザーの3つに大別される。しかし、有機キレート化合物レーザー、無機レーザーは安全面や能率で問題があり、実用化されているのは有機色素レーザーである。色素レーザーは粉末状の色素を有機溶媒（アルコール：エチレングリコール、エチル、メチル）で溶かしたものを発振媒質として用いたものである。色素レーザーの媒質で代表的なのはローダミン6G（R6G：Rhodamine 6G）であり、赤ら顔治療に応用されている。色素レーザーの特徴としては、可視域を中心に、連続的に波長を変えることが可能であるということと、可視域全体をカバーするだけの豊富な色素のおかげで、分光学などの分野で広く用いられている。

③気体レーザー

　気体レーザー（ガスレーザー）とは、気体の活性原子（分子）またはこれを含む混合気体をレーザー媒質としたものである。励起法としては放電（プラズマ）による励起や電子ビームによる励起法がある。主な種類としては、He-Ne（ヘリウムネオン）レーザー（波長0.633μm）、炭酸ガス（CO_2）レーザー（波長10.6μm）、Ar（アルゴン）イオンレーザー（波長0.488μm、0.514μm）あるいはXeClエキシマレーザー（波長0.308μm）などがある。

ヘリウムネオン（He-Ne）レーザー

　1962年に初めて発振された波長は0.633μmのレーザー。出力パワーは弱いが、長時間安定的に連続波を発振できることから計測分野で用いられている。

炭酸ガス（CO2）レーザー

1964年に初めて発振された波長10.6μmのレーザー。エネルギー効率20％以上と高く大出力を得る事のできるレーザーである。水に対する吸収が高く組織表面で吸収され組織深部に対する凝固あるいは変性といった熱影響がNd:YAGや半導体レーザーと比較して少ない。歯科領域では切開などに用いられている。

エキシマレーザー

1975～1976年頃に開発されたレーザーで波長は0.308μm。紫外線レーザーでありパワーを適当にコントロールすることで角膜に熱による変性を起こさず、水晶体を傷つけないことから眼科領域で乱視や近視の矯正手術に用いられている。

（2）波長による分類

光や電波は空間の電場と磁場の変化によって形成される波（波動）であり、電磁波（electromagnetic wave）の一種である。現代科学において電磁波は波と粒子の性質を持つとされ、波長の違いにより様々な呼称や性質を持つ。通信から医療に至るまで数多くの分野で用いられている。電磁波は波であるので、散乱や屈折、反射、また回折や干渉などの現象を起こし、波長によって様々な性質を示す（**表8**）。

表8　波長による電磁波の分類

分類	波長 nm	周波数（振動数）THz	光子のエネルギー eV
X線	0.01－10	$3×10^7－3×10^4$	$1×10^5－100$
紫外線	10－380	$3×10^4－800$	100－3
可視光線	380－760	800－400	3－1.6
赤外線	$760－1×10^6$	400－0.3	$1.6－1×10^{-3}$
電波	$>1×10^5$	＜3	＜0.01

レーザーも電磁波の1種であり、特に固有の波長を持つレーザー光を発振することから、各レーザーを波長により分類することができる。そしてこの波長の違いが、それぞれのレーザーの性質を決めている。

現在用いられているレーザーの多くは、紫外線領域から中・遠赤外線領域の間に分布している（**図21**）。

紫外線領域：XeClエキシマレーザー（波長0.308μm）

可視光線領域：アルゴンレーザー（波長0.488μm、0.514μm）、ヘリウムネオンレーザー波長0.633μm）、ルビーレーザー（0.6943μm）

近赤外線領域：AlGaAs半導体レーザー（波長0.7～0.9μm）、Nd:YAGレーザー（1.064μm）

中・遠赤外線領域：Er:YAGレーザー（2.94μm）、炭酸ガスレーザー（波長10.6μm）

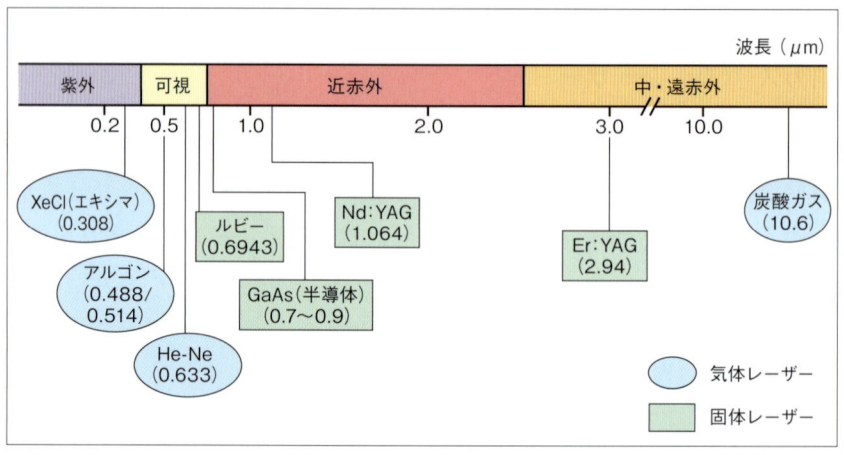

図21

　レーザーの生体におよぼす影響は、各レーザーの持つ固有の波長に関連する。これはレーザーの波長が生体のどこで吸収されるかによって決まり、その特性を生かしてレーザーは臨床に応用されている。

　紫外線・可視光線領域から近赤外線領域のレーザーでは血中のヘモグロビンやメラニン色素に対して光吸収特性を持つが、水にはほとんど吸収されない。一方、中・遠赤外線領域のレーザーでは逆にヘモグロビンやメラニン色素への吸収はほとんどないが、水への吸収が極めて大きい。このように波長の違いによって、レーザーの組織に対する作用は大きく異なる（**図22**）。

(3) 組織への透過性による分類

　生体はそのほとんどが水により形成されている。そのため水への吸収が大きいEr:YAGレーザーや炭酸ガスレーザーではほとんどのエネルギーが皮膚あるいは粘膜の表面で吸収されるため、組織の深部へはレーザーの影響がおよびづらい。これに対して、アルゴンガスレーザーやヘリウムネオンレーザーなどの可視域の波長を持つレーザーや、半導体レーザー、Nd:YAGレーザーなどの近赤外線領域の波長を持つレーザーでは吸収・散乱を繰り返しながら減弱していくが組織深部にまで到達する。骨や歯といった硬組織においても、硬組織中に含まれるわずかな水分への吸収により軟組織と同様に吸収あるいは透過が生じる。

　このような組織への透過性の違いにより歯科で用いられているレーザーは軟組織あるいは硬硬組織の表面で大部分のエネルギーが吸収され、組織内部にまで透過しない表面吸収性レーザーと組織内で吸収散乱を繰り返しながらも深部へ透過していく組織透過性レーザーとに分けられる（**表10**）。一般に表面吸収性レーザーは切開あるいは歯の切削に向いているが、組織透過性レーザーは鎮痛や組織賦活、治癒促進などの用途に向く。しかしながら組織透過性レーザーにおいてもエネルギー密度を上げることで切開なども可能となるが熱の集積が生じるため組織に大きな熱障害を生じることとなる。

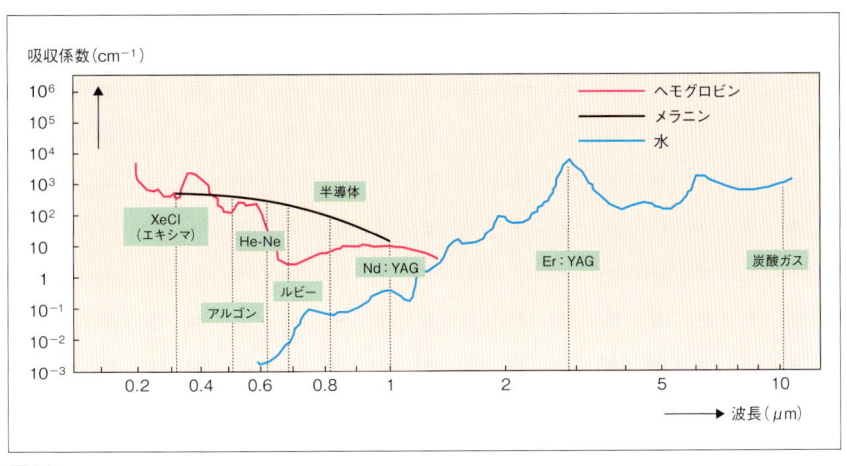

図22

表10

組織透過性レーザー	Nd:YAGレーザー
	半導体レーザー
	ヘリウムネオンレーザー
	アルゴンガスレーザー
表面吸収性レーザー	炭酸ガスレーザー
	Er:YAGレーザー

(4) レーザーの出力による分類

　レーザーを用いて軟組織の切開・切除・凝固や根面の歯石除去、歯の切削などといった組織に不可逆的な変化をもたらすことにより目的を達成する場合、そのレーザーを「ハードレーザー」あるいは「高出力レーザー」と呼ぶ。これに対し疼痛緩和、知覚過敏緩和や組織の治癒促進あるいは賦活化といった非侵襲的な作用により目的を達成する場合には「ソフトレーザー」あるいは「低出力レーザー」という言葉で呼ぶ。これらのレーザーの境界となるレーザーの出力は500mWであると考えられている。しかしながら、低出力レーザーであり500mW以下の出力でも照射時間が長くなることによりハードレーザー同様に組織に対して不可逆的に作用することがあるので、出力だけでなく時間的な配慮が必要となる。

　高出力のレーザーであっても出力を下げて応用することによりソフトレーザーと同様の生体に対する効果を得ることができる。

HLLT（High reactive Level Laser Therapy）とLLLT（Low reactive Level Laser（Light）Therapy）

　HLLTは高反応レベルレーザー治療と呼ばれ、光生物学的破壊反応（photobio destructure reaction: PDR）により治療効果を得る治療行為の総称であり、一般に組織の切開や蒸散を目的とする治療である。一方、LLLTは低反応レベルレーザー治療といい光生物学的活性化反応（photobioactive reaction: PAR）により組織の賦活化や活性化による治療法の総称であり、神経の賦活化や象牙質知覚過敏症あるい

は治癒促進を目的に行う治療である[8〜11]（第5章参照）。従って、レーザーの機種や組織透過性あるいは表面吸収性などによらない。高出力レーザーや表面吸収性のレーザーでも出力を調節することでLLLTとして治療に応用することもある。

6. 各レーザーの特徴

(1) 半導体・Nd:YAGレーザー

半導体レーザーおよびNd:YAGレーザーの波長である0.7〜0.9μmおよび1.06μmは近赤外線領域にあり、水への吸収はほとんど無くヘモグロビンやメラニンといった色素への吸収が大きい。また、組織透過性が高く、深部組織まで作用が到達する。そのため熱凝固相が厚く形成され止血等に効果があるが、治癒は遅れる。硬組織に用いると熱の蓄積が生じるが、この作用を利用して知覚過敏症への応用やレーザー麻酔などに用いられる。しかし一方で蓄積した熱の低下に時間がかかることから歯髄への障害を考慮することが必要である。

熱の蓄積を防ぐためにパルス波で用いることにより熱影響を極力避ける試みがなされている。また、高出力レーザーであるが出力を下げるか、チップと組織間距離を広げデフォーカスで用いることによりLLLTとして作用させることも可能である。

(2) Er:YAGレーザー

中赤外線領域にある波長2.94μmのレーザーであり、水に対する吸収特性が極めて高い。同様に水に対する吸収率が高い炭酸ガスレーザーと比較しても約10倍の吸収率を有する。さらに、Er:YAGレーザーの波長は歯周病原細菌の菌体内毒素であるLPSの吸収波長（2.92μm）とほぼ同じでありLPSの分解を効果的に行うことができると考えられ歯周病に罹患した根面への消毒にも有効であると考えられる[12]（図23）。熱による影響は深部まで伝わることはなく軟組織の蒸散・切開が可能であるが、さらに熱影響を抑えるためにパルス波を用い、注水することで熱影響を最小限としている。

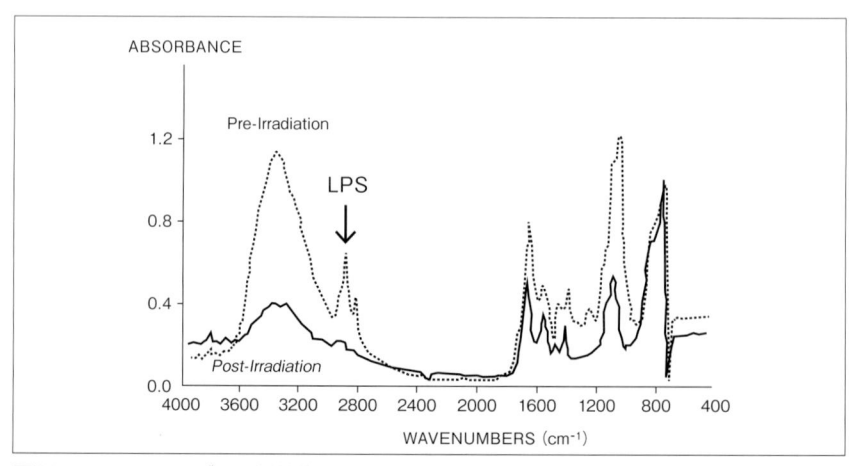

図23　Er:YAGレーザー照射前後における歯根面のLPSの変化

Er:YAGレーザーは硬組織の切削が可能な唯一のレーザーである。これはアパタイト内外の水分子にレーザーが吸収され瞬時に水分が気化、蒸散することで微小爆発が生じ、アパタイト結晶を剥離することで硬組織の切削が可能となる。熱エネルギーの蓄積が起こりにくいため止血効果は比較的少ないが、治癒が早いのが特徴である。

(3) 炭酸ガス（CO_2）レーザー

中・遠赤外線領域にある波長10.6μmのレーザーでEr:YAGレーザー同様に水への吸収率の高いレーザーである。生体軟組織の蒸散・切開を目的に用いられることが多い。熱凝固層がEr:YAGレーザーと比較して厚いため止血効果も期待できるが、Nd:YAGレーザーと比較すると熱凝固層は薄く、深部組織への熱影響は少ないという利点がある。当初、10.6μmという波長からグラスファイバーでの導光ができず、多関節導光によったため細かな操作が行いづらかった。その後、中空ファイバーやコントラタイプのハンドピースが開発され操作性が向上した。組織への熱影響についてもスーパーパルスというμsec単位のパルス幅で照射が可能な装置が開発され、熱影響の少ないレーザーとして臨床に応用されている。

（五味一博）

〈参考文献〉

1) 神川喜代男：レーザー医学の驚異　どんな治療にどう使う？．講談社，東京，1992．
2) 山本　肇，稲葉文男，長澤明範 編著：歯科領域のレーザーが分かる本．医学情報社，東京，1991．
3) 森岡俊夫 編：レーザー歯学，医歯薬出版社，東京，1986．
4) Robert A. Convissar : Principles and practice of LASER DENTISTRY, Mosby Elsevier St. Louis Missouri, 2011.
5) 梅本　寛：歯科用レーザー徹底ガイド．ゼニス出版，2009．
6) 渡辺　久，西山俊夫，津田忠政 編：歯科用レーザー臨床まるごと大辞典．デンタルダイヤモンド社，東京，2003．
7) 加藤純二，粟津邦男，篠木　毅，守矢佳世子 編著：一からわかるレーザー歯科治療．医師薬出版，東京，20-22，2003．
8) Niemz MH: Laser tissue interractions. Springer-Verlag, Berlin, 1996.
9) 河谷正仁：レーザー治療による疼痛緩和の機序，半導体レーザーによる疼痛治療ガイドブック（劔物 修 編）第1版，メジカルビュー社，東京，16-23，2000．
10) 細川豊史：半導体レーザー治療の作用機序　レーザー治療の交感神経と微小循環におよぼす影響，半導体レーザーによる疼痛治療ガイドブック（劔物 修 編）第1版，メジカルビュー社，東京，24-26，2000．
11) 松尾隆昌：低出力半導体レーザー照射が培養ヒト線維芽様細胞（HT-1080）におけるTIMPおよびMMP遺伝子発現に及ぼす影響，愛院大歯誌，38：1-2，2000．
12) Yamaguchi H, Kobayashi K, Osada R, Sakuraba E, Nomura T, Arai T, Nakamura J Effects of irradiation of an erbium:YAG laser on root surfaces. J Periodontol. 1997;68(12):1151-1155.

2

レーザーと生物

2 レーザーと生物

　レーザーの生物学的効果のメカニズムを実証科学的に解明することはレーザー医学の発展に重要であり、ここでは、分子生物学の基礎を理解しバイオインフォーマティクス（生物情報科学）の応用によるレーザー科学を紹介する。
　また、レーザー照射が創傷や難治性潰瘍に対して治癒効果があるとされて以来、炎症抑制、疼痛減少、骨形成促進など広範な臨床効果が報告されている。しかしながら、レーザー照射による生物学的効果の作用機序は不明な点が多く、懐疑的な意見も未だ存在している。レーザー医療をさらに発展させるためには、生物学的効果を分子レベルを含めて実証科学的に解明していく必要があると思われる。本章では、現在までに明らかにされているレーザーの生体に対する影響も解説する。

1. 分子生物学の基本

(1) セントラルドグマ

　DNAからmRNAが合成され、mRNAに伝達された遺伝子情報からアミノ酸配列が決められてタンパク質合成される公理をセントラルドグマ（central dogma）という。
　ある生物がその種を規定し生物機能を営むのに必要な染色体あるいは全遺伝子をゲノムという。遺伝子（Gene）の総体（-ome）＝ゲノム（Genome）に由来する。ゲノム情報に対して、mRNAレベル情報を総括してトランスクリプトーム、遺伝子産物すなわちタンパク質の情報を総括してプロテオームとよぶ。発現タンパク質種の同定、発現量、そしてタンパク質間の相互作用を解析することは生命現象の理解、疾患の理解、治療法の開発、創薬に重要である。

(2) DNA塩基配列の解読

　標的DNA、基質となるデオキシヌクレオチド（dATP、dTTP、dGTP、dCTP）の反応液4本に、DNA合成できないジデオキシヌクレオチド（ddATP、ddTTP、ddGTP、ddCTP）を少量ずつそれぞれの反応液に加えてDNA合成させる。ジデオキシヌクレオチドが取り込まれた時、DNA鎖の伸長は停止するので1塩基ずつ短いDNA鎖が合成される。4本の反応液を同時に電気泳動を行いDNAシーケンサーで塩基配列を読み取る。各デオキシヌクレオチド蛍光標識して、電気泳動を行い、分離されたDNAバンドにレーザー照射で蛍光を励起してモニターする。自動レーザー蛍光DNAシーケンサーで短時間に多くの塩基配列が決定できる。

(3) ヒトゲノム計画

　ヒトゲノムの全塩基配列が明らかにされ、遺伝子数、全遺伝子構造、コードタンパクのデータベースが構築されている。タンパク質コード全遺伝子数は約20,000～30,000といわれ、色々な条件、刺激、時間経過によって一細胞のmRNA種は変化するが、その瞬間は約6,000～8,000の遺伝子がmRNA種として発現しているといわれている。各個人の遺伝子多型分析によって疾患遺伝子の同定、そしてカスタムメイド医療に役立てられている。

　また、代謝産物の総体をメタボローム（Metabolome）という。これらオームのデータベース情報、解析技術を利用して統括する学問体系はバイオインフォーマティクス（**図1**）と言う新しい学問大系を産み出し、疾病関連遺伝子の探索、遺伝子産物タンパク質情報を基盤としたゲノム創薬へと進展している。トランスクリプトーム発現プロファイル解析技術であるマイクロアレイは、バイオインフォーマティクス研究に重要である。

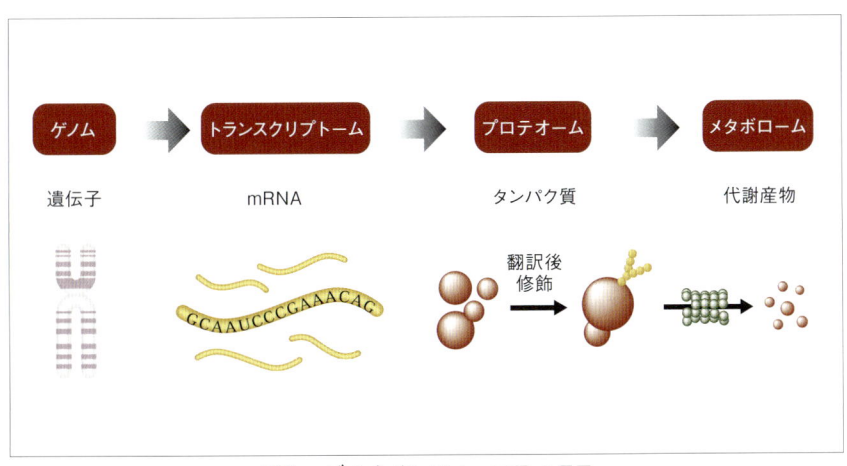

図1　バイオインフォーマティクス

(4) 遺伝子発現の分子機序

　ヒトゲノムは約30億塩基対のDNAで──細胞のDNAは約2.0mに達する。DNAはヒストンと結合して染色体内に存在し、核内で転写が行われてmRNAが合成され、スプライシングを受けて不要なイントロンが除かれてエキソン部分の成熟mRNAになってリボソーム上でアミノ酸に翻訳されてタンパク質が生合成される。

　DNAからmRNAへの転写は、基本的転写因子と転写調節因子によって行われる。転写調節因子が応答性エレメントと結合してループを形成し、遺伝子発現部位に基本的転写因子に作用させRNAポリメラーゼをプロモーターに会合させてある遺伝子の転写活性が開始する。

　DNAマイクロアレイは、遺伝子発現プロファイル解析技術で数万の遺伝子の発現量を一度に解析できる。

> **POINT**
> 遺伝子に対応する多種cDNAの合成DNAを高密度にスポットしたガラスアレイに、発現しているmRNAを結合させ、レーザースキャナーなどでmRNAの種類と強度（量）を読み取り、網羅的に何万もの遺伝子発現を短時間に分析できる。

(5) 遺伝子発現の解析法

①サザンブロット

　相補DNAを検出する方法。遺伝子クローンのスクリーニング、クローン遺伝子の解析や遺伝子診断に応用できる。

②ノーザンブロット

　相補mRNAを検出する方法。特異遺伝子DNAプローブを用いることで特異mRNAの検出・半定量することができる。

③ウエスタンブロット

　タンパク質を特異抗体で検出する方法。遺伝子産物の確認、半定量などに応用できる。

④PCR法（polymerase chain reaction）

　耐熱菌の耐熱性DNAポリメラーゼを利用することで反応温度が制御できるサーモサイクラーの活用でPCR反応が自動化できる。PCR法と逆転写酵素反応を組み合わせたreverse transcription-PCR（RT-PCR）法は、細胞から抽出したmRNAからcDNAを合成して、これを鋳型にして特異遺伝子DNAプライマーを用いてPCR法で増幅し特異遺伝子のmRNA量を定量できる。

⑤DNA診断

　DNAプローブを用いたサザンブロット法やPCR法を応用して、遺伝子の欠失、塩基置換、再編成などを調べたり、疾患遺伝子と連鎖している反復配列の多型や一塩基多型（SNP）などのデータベースが構築され遺伝子疾患を発症前、出生前に、保因者診断ができる。

⑥遺伝子組換え技術

　あらゆる生物のDNA、RNAは化学的には同じ物質であり、組換えDNA技術recombinant DNA technologyは生物種の壁を乗り越えて遺伝情報の交換が可能である。DNA鎖を特異的に切断するハサミである制限酵素、DNA断片を結合させるノリの役目を果たすDNAリガーゼ、遺伝子を宿主細胞へ運搬するプラスミド、ファージベクターが用いられている。

⑦ゲノムクローニングとcDNAクローニング

　染色体DNAを制限酵素し、ベクターと結合させたゲノムクローニングはイントロンを含んでいるので目的とする生理活性をもつタンパク質は合成されない。cDNAクローニングは細胞からmRNAを抽出し、逆転写酵素でcDNAを合成して発

現ベクターに挿入する。この場合mRNAの情報をもつので生理活性をもつタンパク質が合成される。

⑧遺伝子治療

単一遺伝子の異常に起因する遺伝子疾患は、その遺伝子が同定・単離されているとき遺伝子治療の対象になりうる。各国で諮問委員会が設置されガイドラインに基づいて実施されている。生命倫理学（bioethics）の立場から致死的な疾患でかつ体細胞を対象としたものに限定し、生殖細胞遺伝子治療は認可されていない。

⑨ゲノム創薬

標的遺伝子クローンを作製し、遺伝子産物を量産し精製するタンパク質の立体構造をX線回折法などで明らかにする。タンパク質の立体構造情報をもとに、酵素阻害剤、受容体のアゴニスト、アンタゴニストを設計する。タンパク質間相互作用の解析から相互作用を活性化あるいは阻害する物質の開発を行い、安全性などを確かめ創薬する。

2.レーザーと分子生物学

レーザー照射の生物学的効果の分子機序は不明な点が多いが炎症・疼痛抑制、骨形成促進などについて実証科学的な研究が進められている。近年では、機能ゲノム科学の発展に伴って、バイオインフォーマティクス研究を導入して、網羅的な遺伝子発現解析を基盤にレーザー医学の実証科学的解明が期待されている[1]。

（1）炎症の抑制

レーザー照射が創傷や難治性潰瘍に対して治癒効果があると報告されて以来、炎症抑制、疼痛減少、など広範な臨床効果が報告されている[2]。抜去歯よりヒト歯肉、歯根膜を採取し、初代培養させた歯肉線維芽細胞には歯周病原菌の内毒素を、歯根膜細胞には負担加重咬合モデルとして機械的ストレスを与えた結果、それぞれ、骨吸収因子、炎症因子であるプロスタグランジンE_2、インターロイキン1βの遺伝子発現が増大する。そして、レーザー照射は、これらの遺伝子発現を抑制する[3]。関節リウマチのヒト膝の滑膜細胞でも関節リウマチのモデルとしてインターロイキン1βを刺激すると炎症関連因子の遺伝子発現が増大し、レーザー照射はこれらを抑制した。

関節リウマチは自己免疫疾患であるが故に根治療法が困難で現在でも炎症、疼痛に対する対症療法としてステロイドホルモン投与が汎用されている。しかし、ステロイドホルモンの長期的な投与によって副作用が強く現れるなど問題視されている。2型コラーゲン免疫による関節リウマチラットを作製すると関節では発熱、腫脹、骨糜爛、歩行障害がみられ、レーザー照射は、これらの炎症症状を改善した[4]。

(2) 骨形成

　低出力レーザー照射による骨折や骨欠損部の骨形成促進作用が報告されている[5]が、その作用機序を含め詳細はほとんど解明されていない。ラット胎仔頭蓋骨から採取した骨芽細胞を培養し、レーザー照射を行ったところ骨結節数は照射量に比例して増大し、アルカリフォスファターゼ活性の上昇、コラーゲン産生の促進を伴っていることが報告されている

　また、培養早期の照射が骨形成促進効果が高く、レーザー照射が未分化間葉系細胞の増殖と骨芽細胞への分化を促進することにより引き起こされると考えられている[6]。また、この実験系で骨形成に関与する成長因子であるインスリン様増殖因子（IGF）の遺伝子発現とタンパク合成の亢進が報告されている。

　骨形成機序に関与する既知遺伝子を想定してレーザー照射の影響をノーザンブロット法、PCR法、DNAマイクロアレイ法で調べられている。しかし、未知の遺伝子やマイクロアレイに査収されてない遺伝子を探索することは困難である。そこで、ユニークな分子生物学的手法が開発されている。

　レーザー照射下骨芽細胞のmRNAからcDNA遺伝子ライブラリーを作製し、レーザー非照射mRNAで差分化（共通cDNA遺伝子クローンを除く）した遺伝子クローンの塩基配列を解読しDNAデータベースのホモロジーサーチした結果、DNA複製[7]、ATP合成、骨形成促進に関与する遺伝子の発現増大が確認されている。

(3) 細菌への影響

　歯周病治療へのレーザー応用は細菌の増殖抑制や殺菌作用が認められている。その分子生物学的機序解明を目的にレーザー照射と非照射の歯周病原細菌からmRNAを回収し、DNA合成やDNA複製に関与する遺伝子群の発現を比較検討した結果、レーザー照射によって遺伝子発現が低下していることが明らかにされ、細菌増殖の抑止に関与することが報告されている[8]。

（安孫子宜光）

3. 生体組織におけるレーザーの特性

(1) 主な歯科用レーザーの波長

　現在、歯科用レーザーでは、波長の短い可視域のアルゴンガスレーザー（青色）やHe-Neレーザー（赤色）、および近赤外域の半導体レーザーやNd:YAGレーザー、さらに、波長の長い中・遠赤外域のEr:YAGレーザーや炭酸ガスレーザーが使用されている（図2）。レーザーを適切に使用するうえで、これらの波長の異なるレーザーが生体組織に及ぼす様々な影響を理解する必要がある。

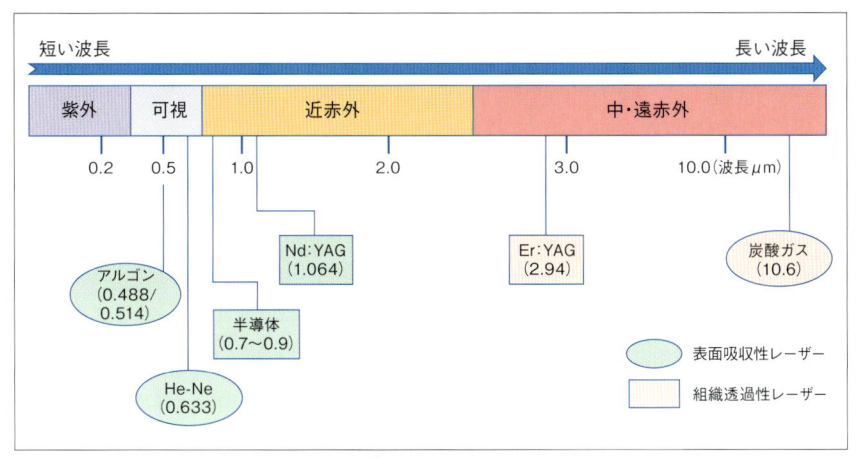

図2　主な歯科用レーザー（参考文献9）より引用改変）

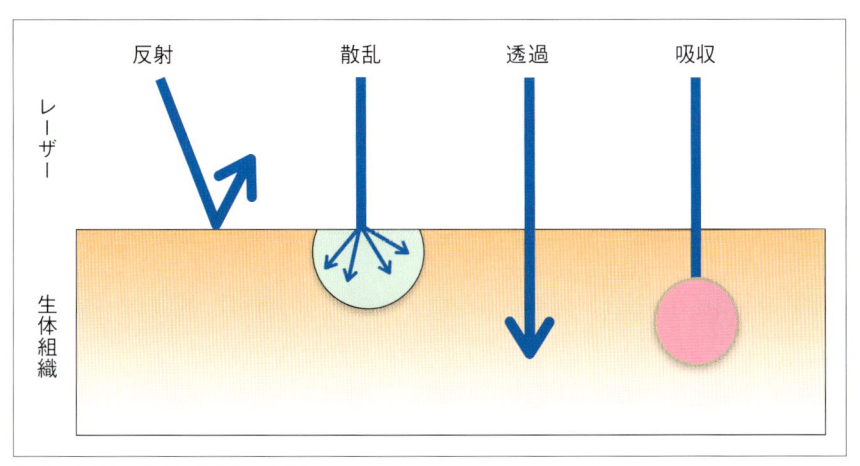

図3　反射、散乱、透過、吸収

（2）組織反応としての反射・散乱・透過・吸収

レーザーを生体組織に照射すると、そのレーザーの波長に依存して組織の反応として次の4つの過程が起こる。それは、①反射、②散乱、③透過、④吸収の過程で、この4つの過程は同時に起こる（**図3**）。

①反射（Reflection）

　反射とは、照射されたレーザー光が組織表面で、その反対方向に方向が変わることである。反射では、光エネルギーの組織への影響は全く起きない。

②散乱（Scattering）

　散乱とは、照射されたレーザーが多方向に分散して照射面積が拡大することである。そのため照射部位の隣接組織まで熱が伝達され、副作用としての損傷が発生する可能性がある。散乱は紫外から近赤外域で著しく起きるが、中赤外域においてはレーザー光の散乱は無視してよい。

③透過（Transmission）

　透過とは、照射組織に影響を与えることなく組織の深部まで透過するレーザーエネルギーの伝達である。この効果はレーザーの波長に大きく依存する。例えば、

アルゴンや半導体およびNd:YAGレーザーのような短い波長のレーザーでは、水に吸収されないので透過は起きるが、波長の長いEr:YAGや炭酸ガスレーザーでは容易に水に吸収されるため、透過はほとんど起きない。

④吸収（Absorption）

吸収とは、組織によりレーザー光が吸収されることを示す。組織に吸収されたレーザーは熱エネルギーとなり、組織の切開・切除・蒸散など様々な用途に利用される。また波長により組織での吸収部位が異なり、選択的な照射が可能である。

（3）表面吸収性および組織透過性レーザー

日本国内で現在使用されている主な歯科用レーザーは、その波長による生体反応の違いから、次の2つのグループに大別される[9,17]。すなわち、軟組織や硬組織の表層でエネルギーの大部分が吸収されて深部に透過しない表面吸収性レーザーと、組織を透過し途中で吸収されながらも深部にまでエネルギーが到達する組織透過性レーザーである（**表1**）。この表面吸収性および組織透過性レーザーの分類は波長に由来し、前者は波長が長いレーザーで、後者は波長が短いレーザーとなる。

表1　レーザータイプおよびその種類

レーザータイプ	種類	波長（μm）
表面吸収性レーザー	炭酸ガスレーザー	10.6
	Er:YAGレーザー	2.94
組織透過性レーザー	アルゴンガスレーザー	0.488／0.514
	He-Neレーザー	0.633
	半導体レーザー	0.7〜0.9
	Nd:YAGレーザー	1.06

（参考文献[9,17]より引用改変）

また、レーザーの生体作用はすべて波長とパワー密度（パワーフルエンス、W/cm^2）の組み合わせにより決定される。パワー密度の大きさの違いにより生体にもたらす作用が異なる。レーザーは、波長をベースにしてパワー密度との組み合わせで疼痛緩和、乾燥・凝固、そして蒸散・切開といった効果を生み出している。パワー密度の大きさと臨床応用は下記のようになる。

・小さなパワー密度は、顎関節痛などの疼痛緩和処置に応用されている
・中等度のパワー密度は、乾燥・凝固による口内炎や象牙質知覚過敏などに応用される
・大きなパワー密度のレーザーは組織の蒸散・切開などに応用されている

表2にパワー密度と表面吸収性および組織透過性レーザーの生体反応を示す。

（4）レーザーの組織に対する光吸収特性

レーザーにはいろいろな波長があり、波長が異なれば生体内部へ到達する深さも変わる。また、レーザー光は生体に吸収されることによって様々な生体作用を起こすた

表2　パワー密度と2つのレーザータイプの生体作用

パワー密度の大きさ	表面吸収性レーザー (Er:YAG、炭酸ガス)	組織透過性レーザー (アルゴンガス、He-Ne、半導体、Nd:YAG)
小さなパワー密度 (顎関節痛など)	表層からの熱伝導作用により疼痛緩和が起きる。	疼痛部分にレーザー光が到達して疼痛緩和が起きる。
中等度のパワー密度 (口内炎や象牙質知覚過敏)	組織表面に薄い凝固層を形成して刺激を遮断する被膜となる。	組織表面に現れるのは乾燥効果で、内部に到達するレーザー光により、知覚鈍麻作用が生じる。
大きなパワー密度 (組織の蒸散・切開など)	エネルギー効率が高く組織変性が照射部に限局されるため、メスとしての効用に優れる。	周囲の熱変性範囲が広く、切開よりも凝固能力に優れる。

め、組織に対するレーザーの光吸収特性を理解する必要がある。

　比較的短い波長を持つ組織透過性レーザー(アルゴン、ダイオード、Nd:YAGレーザー)は、メラニンやヘモグロビンに良く吸収され、水やハイドロキシアパタイトにはあまり吸収されない。一方、比較的長い波長を持つ表面吸収性レーザー(Er,Cr:YSGG、Er:YAG、炭酸ガスレーザー)は、水やハイドロキシアパタイトに良く吸収され、メラニンやヘモグロビンにはあまり吸収されない(表3)。

表3　レーザーの光の吸収特性

	短い波長のレーザー 組織透過性 (アルゴン、半導体、Nd:YAGなど)	長い波長のレーザー 表面吸収性 (Er,Cr:YSGG、Er:YAG、炭酸ガスなど)
水	吸収されにくい	吸収されやすい
ヘモグロビン	吸収されやすい	吸収されにくい
メラニン	吸収されやすい	吸収されにくい
ハイドロキシアパタイト	吸収されにくい	吸収されやすい
軟組織	皮下組織まで到達	皮膚表面で吸収
硬組織	深部まで到達	硬組織表面で吸収

　これらの光吸収特性により、軟組織と硬組織に対するレーザーの光吸収特性は構造的な相違に基づいて次のように異なる。

①軟組織への吸収

　皮膚組織に照射されたレーザー光の透過深度で特徴的なのは、長い波長(中・遠赤外域)である表面吸収性のEr:YAGレーザーや炭酸ガスレーザーでは、皮膚の表面でほとんどのエネルギーが吸収されるのに対し、短い波長(可視域・近赤外域)である組織透過性のアルゴンガスレーザーやHe-Neレーザーや半導体レーザーおよびNd:YAGレーザーでは、減弱しながらもそのエネルギーが皮膚深部の皮下組織まで到達する。可視光線と赤外線は、組織で吸収されると熱エネルギーとなって生体組織の温度を上昇させる。しかし、光の到達深度は波長によって異なるため、温度上昇の様子も波長によって異なり、レーザーの種類をその用途によって適切に選ばなければならない。

　レーザーと軟組織との間で生じる相互作用を考える時に、大部分が水分で構成

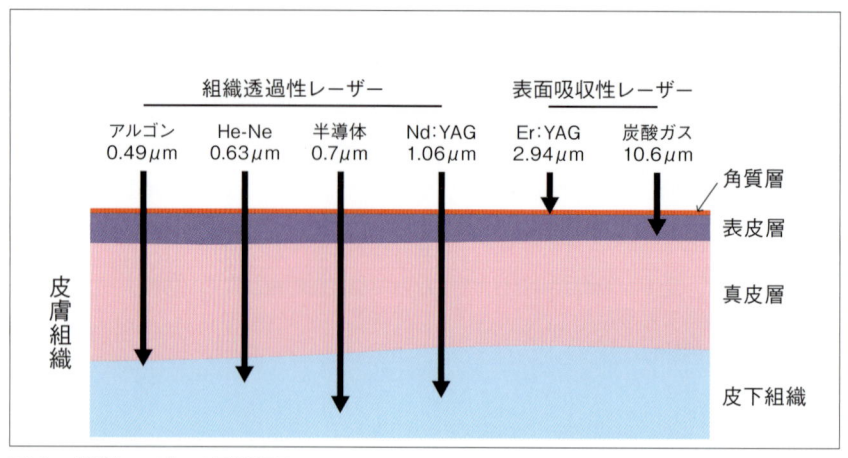

図4　各種レーザーの到達深度

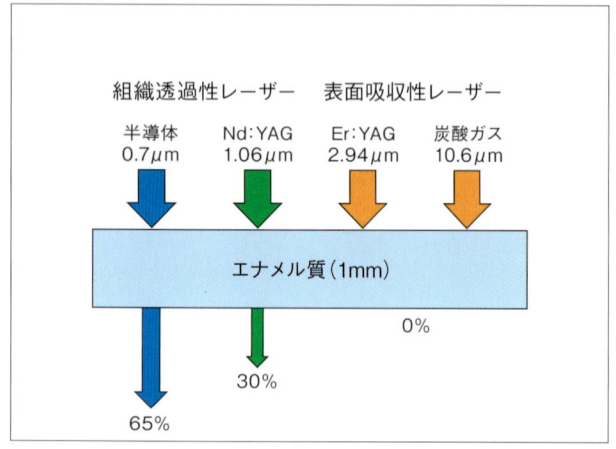

図5a　硬組織（エナメル質）でのレーザー透過性
　　　（参考文献[11]より引用改変）

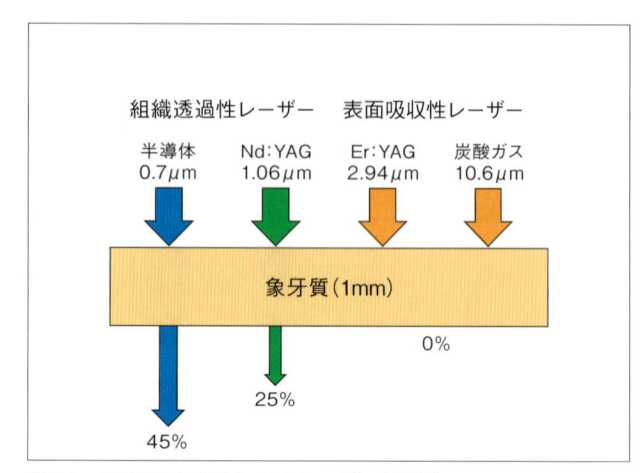

図5b　硬組織（象牙質）でのレーザー透過性
　　　（参考文献[11]より引用改変）

されている生体組織を水と置き換えて考えると理解しやすい。約70％が水分で構成されている軟組織にレーザーを照射した場合、水に対する吸収率の高い表面吸収性レーザーであるEr:YAGレーザーや炭酸ガスレーザーは、組織表面でほとんどそのエネルギーが吸収されるのに対し、組織透過性レーザーのアルゴンガスレーザー、He-Neレーザー、半導体レーザーおよびNd:YAGレーザーでは、レーザー光は吸収・散乱を繰り返しながら、組織深部まで到達する（**図4**）。しかし、実際のヒトの組織の場合、メラニンやヘモグロビンなどの散乱物質の存在によって大きな影響を受けるため、レーザー光は、入射点を中心として周囲に散乱を起こしながら吸収され、その到達深さも浅くなる。このように、軟組織への吸収は、水の吸収特性だけでは説明できない部分があることも理解する必要がある。

②硬組織（エナメル質、象牙質）への吸収

　エナメル質はそのほとんどが無機質であり、象牙質は約60％が無機質で残りの40％が有機質からなる。加藤ら[11]は、ヒト抜去歯を用いて各種レーザーの歯質透過性を調べた結果、エナメル質および象牙質共に、Er:YAGおよび炭酸ガスレーザーは吸収されるが半導体レーザーやNd:YAGレーザーは吸収されにくく、

透過すると報告している（**図5a・b**）。

歯の主成分であるリン酸カルシウムはハイドロキシアパタイトの形で歯の硬組織に存在する。短い波長である組織透過性のアルゴン、半導体およびNd:YAGレーザーでは、ハイドロキシアパタイトにあまり吸収されないため、硬組織の深部まで到達する。しかしながら、長い波長である表面吸収性のEr,Cr:YSGGレーザー、Er:YAGレーザーおよび炭酸ガスレーザーでは、ハイドロキシアパタイトには良く吸収されるため、硬組織表面で、そのほとんどが吸収される。熊崎ら[12]は、レーザー光のリン酸イオン基による吸収ピークが10μm付近に、また、ハイドロキシアパタイトに結合した結晶水のOHイオン基による吸収ピークが3μm付近にみられたと報告している。さらに、この結果から硬組織に有効なレーザーとしては10μmの吸収ピークに着目した場合は波長10.6μmの炭酸ガスレーザー、3μmの吸収ピークに着目した場合には波長2.94μmのEr:YAGレーザーが適当であると述べている。

レーザーを照射した象牙質、エナメル質の表面構造の変化については、表面吸収性のEr:YAGや炭酸ガスレーザーでは、水分子に良く吸収される性質を持つが、Er:YAGレーザーはその吸収率は炭酸ガスレーザーの約10倍高い[11]。このため、Er:YAGレーザーでは、歯質のハイドロキシアパタイト内のほんのわずかな水分子にエネルギーの吸収がおきる。これによりハイドロキシアパタイト内で微小な水蒸気爆発がおこり、表層の硬組織が内部から破壊されて、歯質表面に凹凸ができる。

象牙質、エナメル質などの硬組織に対してレーザーを用いて処置を施そうとする場合には、これらの吸収特性に合わせた適切な波長のレーザーの選択が必要になる。

（5）レーザーの組織吸収における4つの基本的相互作用

レーザー照射によるエネルギーが組織に吸収された場合、①光化学作用、②光熱作用、③光物理作用（光蒸散・破断作用）、④光電気作用（プラズマ蒸散作用）という4つの基本的タイプの相互作用が生じる。

①光化学作用（光化学相互作用：P.15参照）

光化学作用でよく知られているものとして、植物における光合成があげられる。光合成では、細胞内の葉緑素に自然光の特定の波長の光が吸収され、反応がおきる。また、ヒトが物を見る場合でも、網膜の視覚細胞内で同様の反応が起きている。したがって、光化学作用とは、弱いパワー密度で組織に損傷を与えずに細胞の活性化を促進する効果である。この効果を利用して、臨床では創傷治癒の促進や疼痛緩和が行われる。また、PDT療法を行い腫瘍組織を死滅させる治療がされている。

②光熱作用（熱的相互作用：P.15・16参照）

　光熱作用とは、レーザー治療で最も多く応用される熱エネルギーである。レーザーを生体組織に照射すると、レーザー光が吸収されて照射条件および組織の特性に応じて照射部位の温度が上昇して組織が変化する。この組織変化としては、50℃以上で細胞の修復機能の低下、60℃以上でタンパク質の凝固、100℃以上で組織内の水の蒸散、150℃以上で炭化が起きる（**表4**）。

表4　レーザー照射に伴う生体組織変化と治療

温度	生体組織変化	治療
32～42℃	変化なし	光生物学的活性化反応
42～50℃	分子結合の破壊や生体膜の変化 温熱療法（組織を温める） 数分間続くと組織の壊死が始まる	LLLT
50～60℃	酵素活性の著明な低下 細胞修復機能の低下 細胞の生存率の減少	光生物学的破壊反応 HLLT
60～80℃	タンパク質の変性・凝固（組織が白くなる） 組織の収縮 止血作用（血管断端を凝固）	
80～100℃	細胞間の化学的平衡が失われる （細胞の膜透過性の著しい増加） 組織の癒合	
100～150℃	水分子の蒸散 水の気化熱による近隣組織の温度上昇を抑える 気化により気泡を生じ、組織を機械的に破壊・除去する 組織の蒸散、切除	
150～300℃	組織の炭化（組織が黒くなり、煙が出る）	
300℃以上	組織の融解（歯などの硬組織にみられる）	

LLLT：低反応レベルレーザー治療（Low reactive Level Laser Therapy）
HLLT：高反応レベルレーザー治療（High reactive Level Laser Therapy）
（参考文献[13]より引用改変）

　凝固とは、組織のタンパク質の変性で不可逆的な損傷である。例えば、これにより血管断端を凝固して止血できる。水を含有する組織が100℃の温度まで上昇すると、アブレーションと呼ばれる過程で水の蒸散が起こる。この作用を利用して、大部分が水分で構成されている軟組織は、この温度で切除できる。歯の硬組織（エナメル質、象牙質）では、この温度でアパタイト結晶が蒸散されることはないが、アパタイト周囲の水分が蒸散し、その結果、蒸気の噴出がおこり、そのために爆発が生じ周囲の物質が小さな粒子となって硬組織の切削が可能となる。このアパタイト結晶の微小爆発を剥離と呼ぶ。

　組織温度が200℃まで上昇すると、水分を失って空気中で燃焼する。

　組織表面にレーザーが照射されていない時間を熱緩和時間と呼び、この時間が照射組織を冷却する時間となる。この熱緩和時間により照射された組織が放熱し、過剰な熱の蓄積を防ぐことができる。また、レーザーの出力があがるにつれて組織の変性や壊死につながる。このため、治療目的が達成できる最小限の出力で治療にあたることが望ましい。

③光物理作用（光蒸散作用：P.16・17、光破断作用：P.17参照）

　これは、レーザーによる分子間結合を切断する光破壊あるいは光分離および衝撃波発生による組織除去を伴う光音響作用である。光破壊や光分離とは、分子間結合を切断する方法で、臨床では、角膜の厚さをコントロールすることで屈折率の調整に応用されている。光音響作用の臨床応用では、ピークパワーの大きなレーザー光を用いて結石破壊などに使用されている。

④光電気作用（プラズマ蒸散作用：P.17参照）

　光電気的作用とは、光形質溶解でプラズマ発生による組織の除去である。

(6) 光線力学的療法（PDT：Photodynamic Therapy）

① PDTとは

　光線力学的療法は、悪性腫瘍細胞に親和性をもつ光感受性物質とレーザー光との併用により、腫瘍細胞内で光化学反応を起こさせ、標的細胞を選択的に死滅させる治療法である。

　エキシマダイレーザー（0.63μm）を用い、日光角化症、Bowen病、表在型基底細胞癌などの表在性上皮性皮膚悪性腫瘍の治療に有効であると言われている。

② PDTの原理

　悪性腫瘍細胞に親和性のある光感受性薬剤（ポルフィマーナトリウム：商品名フォトフィリン）を静注すると2～3日間で腫瘍細胞内の薬剤濃度が最大となる。この状態でエキシマダイレーザーを悪性腫瘍に照射すると、薬剤は励起状態となり腫瘍細胞内に活性酸素を発生させて腫瘍細胞を選択的に死滅させる。正常組織には影響を与えないので、低侵襲で形態や機能の温存に優れた治療法である。しかし、光感受性薬剤は脂肪組織への蓄積を起こすため、PDTを実施した患者は通常光に対しても光過敏症や色素沈着が誘発される。そのため、光感受性薬剤が完全に排出されるまでの約1ヶ月間は遮光を必要とする[14]。

　また、最近になり、Antimicrobial Photodynamic Therapy（a-PDT）として、レーザー光を利用した殺菌方法が注目されている。これには、0.01％メチレンブルーを歯周組織や根管内に注入して、半導体レーザー（0.67μm）を用いて行う。この方法では、殺菌作用だけでなく、炎症によって分泌されたタンパク分解酵素も阻害すると言われている[14]。

(7) 熱作用および非熱作用

　前述の4つの基本的タイプの相互作用の分類とは別に、熱を主体にレーザーの生体への作用を考えると、熱作用と非熱作用（機械的作用）の2つに区別することができる。熱作用は前述の光熱作用であり、非熱作用は光化学作用・光物理作用・光電気作用に

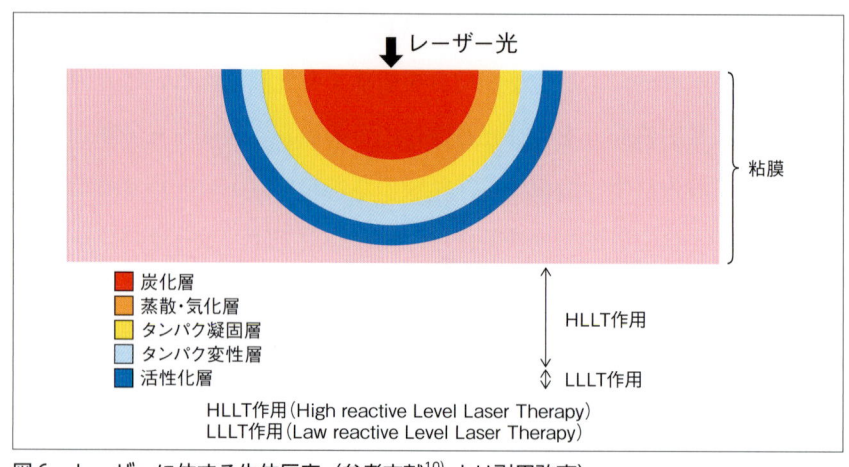

図6 レーザーに体する生体反応（参考文献10)より引用改変）

相当する。この分類の方が、臨床的にレーザーの安全性を考える点でも理解しやすい。

(8) 高反応レベルレーザー治療（HLLT）と低反応レベルレーザー治療（LLLT）における組織反応

　レーザー光を生体に照射すると、一部は表面で反射し残りの光が組織内に入り、その周辺や組織の深部に向かって散乱する。その反応は、表面から深部に向って炭化・蒸散・タンパク凝固・タンパク変性・活性化という層を示して徐々に弱くなる（図6）。この反応の中で炭化・蒸散・タンパク凝固・タンパク変性層のように、生体組織を破壊する反応を利用した治療を高反応レベルレーザー治療（HLLT：High reactive Level Laser Therapy）と呼び、活性化層のように生体組織の活性化を応用した治療を低反応レベルレーザー治療（LLLT：Low reactive Level Laser Therapy）と呼ぶ（第5章参照）。エネルギーが小さく組織に広範囲に照射されるLLLTでは、組織への作用は本質的に光化学作用であり、細胞活性としての作用が見られる。この活性を生体活性化という。HLLTとLLLTは、出力などによらない分類である。したがって、レーザーが組織に対して破壊的に働くのか、それとも生命活動を活性化するのか、生体側が受ける反応の違いで分類された治療の総称である。例えば、HLLTは、蒸散や凝固といった細胞の破壊を伴う治療行為となる。

　LLLTの細胞に対する影響では、He-Neレーザーを培養細胞に照射して検索した結果、①細胞の増殖、②細胞のアルカリフォスファターゼ活性の上昇、③細胞のコラゲナーゼ分泌抑制、④細胞の起炎物質（PGE_2など）分泌抑制などが報告されている[15]。また、LLLTの組織反応を**表5**に示す。

(9) 歯髄に対するレーザーの組織相互作用

　歯髄は温度変化に弱く、約5℃の温度上昇で不可逆的な変化が起こるが、パワー密度が適切であるレーザー照射では、正常な象牙芽細胞層や組織間質およびヘルトウィッヒ上皮鞘が生存できることが報告されている[16]。したがって、使用するレーザーの波長特性、特に熱作用をよく理解して目的に合わせた照射条件を考える必要がある。

表5　LLLTに対する組織反応

- リンパ球の増殖
- マクロファージの増殖
- 線維芽細胞の増殖
- コラーゲンの合成
- 成長因子およびその他サイトカインの放出
- 線維芽細胞の筋線維芽細胞への変性
- 細胞呼吸の増大およびアデノシン三リン酸（ATP）の合成

実際には、波長の長い炭酸ガスレーザーやEr:YAGレーザーといった表面吸収性レーザーでは、最小限の出力で感染部分の歯髄のみを凝固するか、露髄表面に被膜をつくる。波長の短い半導体レーザーやNd:YAGレーザーなどの組織透過性レーザーでは、その透過性を利用し歯髄を活性化させ治癒力を促進できる[17]。

（10）組織に対するレーザーの安全性

波長によってレーザーの生体への作用は異なるため、その安全性はレーザーの波長によって異なる。波長の短い可視光線や赤外線の領域の組織透過性レーザーでは熱作用がほとんどで、小さなパワー密度のレーザーであれば火傷程度ですむが、パワー密度が大きく組織の温度が沸点以上に上昇すると組織の蒸散がおきる。可視光線より短い波長のレーザーでは、パワー密度が小さければ日焼け程度ですむが、照射時間が非常に短くピークパワーが大きい場合には組織の破壊が生じる。

組織構造が異なる眼と皮膚に対する安全性は、別々に考える必要がある（図7）。眼においては、その構造上、光は網膜に集中して焦点を合わせる。つまり、眼の角膜上では角膜に障害が生じないレベルのパワー密度であったとしても、網膜上で焦点が結ばれるとパワー密度が非常に高くなる。その結果として網膜組織が熱損傷を受け、その部分の細胞が機能しなくなって失明する。網膜まで到達する光は、短い波長である可視光線と赤外線の一部である。これ以外の光は網膜まで達しないので眼に対する危険度が低い。

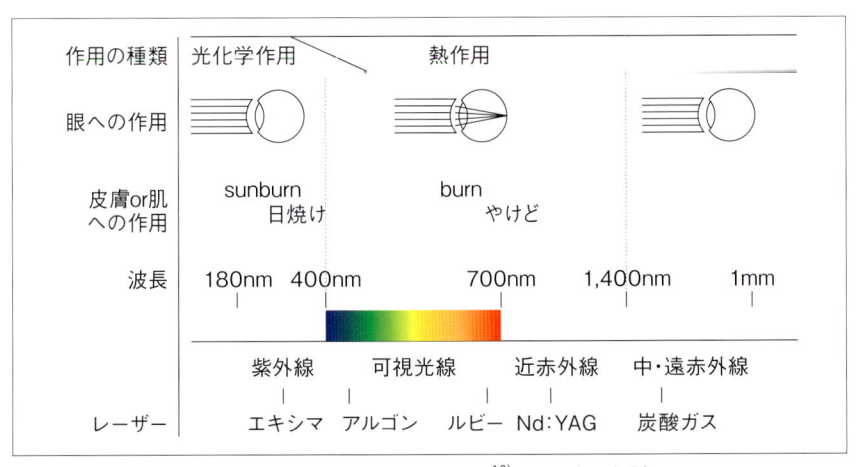

図7　レーザーの眼および皮膚への作用（参考文献[18]より引用改変）

可視光線（波長0.4〜0.7μm）と近赤外線（波長0.7〜1.4μm）は網膜まで到達する。したがって、0.4〜1.4μmの波長のレーザーは、眼に対して非常に危険なレーザーである。また、紫外線（波長0.2〜0.315μm）および赤外線（波長1.4μm以上）は、角膜の前面でほとんど吸収され眼球の内部に透過しないので、角膜のみが障害を受ける。上記以外の波長0.315μm〜0.4μmの紫外線や波長1.4μm〜3μmの中間赤外線は、水晶体や硝子体の障害が起きる可能性がある。

歯科治療のレーザーの安全性において、眼の組織における波長の吸収特性を良く理解して、レーザーを適切に利用する必要がある。

皮膚へのレーザー光の照射では、眼のように集光されてパワー密度が高いレベルになるようなことはないので、前述した軟組織への吸収を考えて安全性を理解する。

4. 硬組織におけるレーザーの作用

（1）レーザーによる硬組織の切削機序

現在、歯の切削ができるレーザーは、比較的波長の長い表面吸収性のEr:YAG レーザー（波長2.94μm）とEr,Cr:YSGGレーザー（波長2.79μm）である。歯の構成成分であるハイドロキシアパタイト結晶はその表面に自己体積の1.9倍の水和殻を持っていることなどから、結晶表面に電気的二重層を形成する[15]。水に良く吸収されるEr:YAGレーザーでは、ハイドロキシアパタイト中の水分にレーザーのエネルギーが吸収されることによって、水分子の熱振動を引き起こして瞬時に固相から気相になる。この物理的な破壊力を利用してアパタイトの結合が崩壊することで、歯の硬組織の切削が可能となる[19]（図8）。

また、歯の硬組織の切削に関しては、以下の機序も考えられている[15]。レーザーの光エネルギーがハイドロキシアパタイトに吸収されることにより、組織の蒸散がおきて、これにより微小な爆発が生じて硬組織が破壊される。この切削効果は以下のことにより、増強される。

・適度な注水下では、レーザーの熱エネルギーと水分子が反応して、硬組織の蒸散が

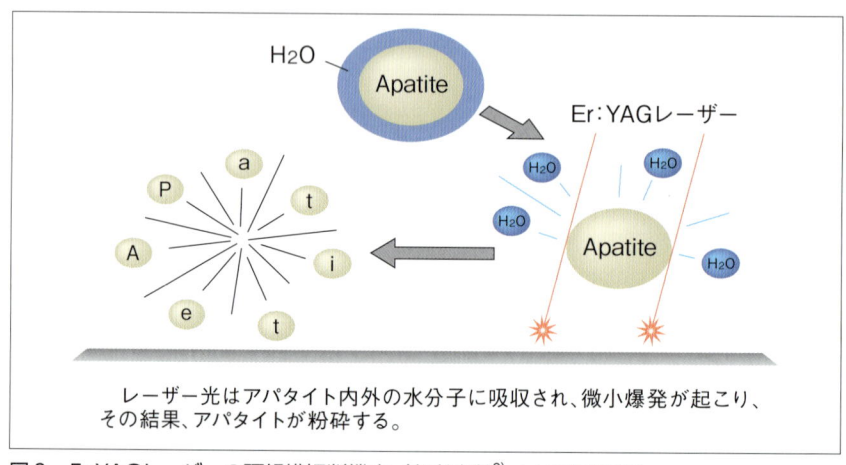

図8　Er:YAGレーザーの硬組織切削機序（参考文献[9]より引用改変）

さらに促進され、微小な爆発が促進され切削効果を増強する
・その際に生じる音（光音響作用）と振動・爆風圧が更に切削効果を促進する

　水分の含有率の違いにより、同じ硬組織でも象牙質とエナメル質では象牙質のほうが切削しやすい。同じ理由から、健全歯質よりも脱灰の進んだ感染歯質のほうが切削効率が高くなる。

　しかしながら、歯の硬組織切削に波長がEr:YAGレーザーより長い表面吸収性である炭酸ガスレーザー（波長10.6μm）を使用した場合、上記のEr:YAGレーザー（波長2.94μm）の切削機序とは、まったく異なる。Er:YAGレーザーの波長（2.94μm）が水の最大吸収値にほぼ一致するのに対し、炭酸ガスレーザーの波長（10.6μm）はピーク値よりかなり外れている。このため、炭酸ガスレーザーでは$CaCO_3$やPO_4基がレーザー光を吸収して、それ自身が分子振動することによって発熱を促して熱崩壊する[20]。つまり、Er:YAGレーザーを用いた切削機序は熱作用による水の蒸散とパルス波による光音響作用によるもので、炭酸ガスレーザーは熱作用による蒸散作用である。また、炭酸ガスレーザーを歯の表面に照射した場合では発熱によって表面に亀裂が発生することが問題となる。つまり、歯の硬組織の切削を目的にレーザーを用いる場合、臨床的に照射表面に亀裂が生じないEr:YAGレーザーが有利であることが分かる。また、切削効率は、水に対する吸収特性の良いEr:YAGレーザーと比較して炭酸ガスレーザーでは、その1/100程度である[15]。

　たとえパワー密度が小さい、波長の短い組織透過性のNd:YAGレーザー（波長1.06μm）の照射であっても、歯の硬組織に広範な炭化と壊死を発生させる。その理由は、Nd:YAGレーザーは、ハイドロキシアパタイトや水に対して吸収されにくい吸収特性を持つからである。この吸収特性のため、高い透過性をもつ組織透過性のNd:YAGレーザー照射光は硬組織の深部に吸収され、健康な歯髄組織を損傷する。

（2）レーザー照射による歯質強化

　古くからレーザー照射による歯質強化は行われている。これはレーザーの熱作用を利用しており、不可逆的で即効性がある。その機序は、以下のように考えられている[15]。
・う蝕発生の起始部となるエナメル質表面の小孔の閉鎖
・エナメル質に内在する微量な有機質や水分の状態変化による酸の拡散の抑制
・エナメル質のアパタイト結晶の形状変化

　レーザー照射による歯質強化は、健全歯のみならず形成不全歯や減形成を伴う歯面への応用も可能であり、初期う蝕に対する再石灰化促進も有効であるといわれている。

（3）レーザーによる骨組織の切除

　硬組織の中で骨組織に関して、表面吸収性のEr:YAGレーザーとEr,Cr:YSGGレーザーは骨組織の切除が可能である。それ以外のレーザーを骨組織に照射すると、炭化層が

形成され骨表面の温度は急激に上昇する。このため、骨組織に甚大な影響を及ぼす。

しかし、Er:YAGレーザーでは、歯の硬組織の場合と同様、水を利用するため骨組織に対する侵襲が少なくなる。また、骨組織は歯の硬組織よりも水分含有量が多いため切除は比較的容易となる。

（4）レーザーによる硬組織の診断

最近になり、レーザーを用いてう蝕の検出が行われている。光学式う蝕検出装置ダイアグノデント®（DIAGNOdent®、KaVo Dental、Germany）では、1mW以下の赤色半導体レーザー（0.655μm）を用いてう蝕の検出ができる。0.7～0.8μmの蛍光反射光がう蝕歯質から生じるが、この波長は健全な歯質からは認められないことにより、この蛍光反射光を検出することにより、う蝕を判定する。しかし、歯の表層から約2mmまでの深さの蛍光を測定できるが、う蝕の深さを測定することはできない。また、歯石、歯垢、表面の着色等から発生する蛍光にも反応するので診断に注意する必要がある[14]。

5. 痛みとレーザー

（1）痛みの認知システム

痛みは、一次ニューロン末端にある侵害受容器が、炎症などの発痛物質により刺激を受けて興奮電位として発生する。瞬時に興奮電位は神経線維を伝って脊髄後角部に運ばれ、シナプスを介して二次ニューロンに伝達される。そして大脳の痛覚中枢において痛みとして認知される。その一方、下位脳幹には疼痛を抑制する中枢が存在して脊髄後角部において痛みの閾値を上昇させて末梢からの刺激を制御している[15]。このように、末梢で発生した痛みの信号は、脊髄後角部で疼痛抑制系の制御を受けて修飾された信号が大脳へ伝達され、疼痛と認知される（図9）。

（2）レーザーの疼痛緩和の作用

レーザーの疼痛緩和の作用としては、以下の作用が一般に知られている[14]が、未だにその詳細は不明な点が多い。

・痛みの原因となる発痛物質の産生を抑える消炎作用
・産生された発痛物質を局所から除去する血流改善作用
・神経細胞による興奮伝導を抑える痛覚求心路の抑制作用
・抑制系中枢を刺激して痛みを制御させる下行性抑制系の賦活作用

齋藤ら[21]は、半導体レーザーをラット副腎褐色細胞腫由来の神経細胞株PC12に40秒、60秒あるいは30分間連続照射して検索した結果、30分照射した細胞では神経伝達物質をいれた分泌顆粒がほとんど消失してシナプスが腫大するとともに崩壊した残骸が周囲に認められたと報告し、この結果から、レーザーは神経伝達物質を放出させ

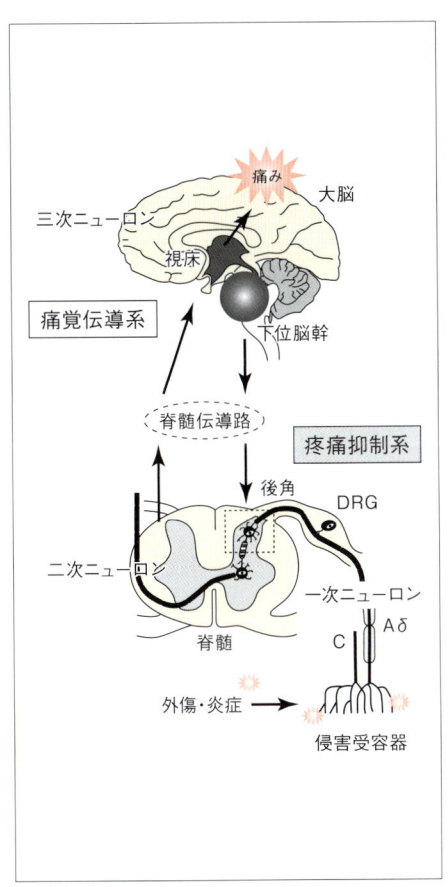

図9　疼痛の認知システム　末梢で発生した痛みの信号は、脊髄後角部で疼痛抑制系の制御を受けて修飾された信号が大脳へ伝達され、疼痛と認知される。
（参考文献[15]より引用改変）

る刺激となることを明確にした。

　また、疼痛緩和のメカニズムは以下の様に考えられると齋藤ら[22]は述べている。レーザーが神経細胞に照射されると、レーザーの光化学作用により、細胞膜および小胞体のCa^{2+}チャネルが開き、細胞外から多量のCa^{2+}が流入して神経伝達物質の放出を促す。さらに、流入するイオンにより終末部は著しく腫大して刺激に対する反応性が低下する。このためシナプス伝達は抑制され、その後しばらくは、機能が回復するまで疼痛が緩和される。細胞内のCa^{2+}濃度がさらに高くなると、神経突起の変性および退縮を引き起こして神経伝達が遮断され鎮痛効果が長期間持続する。つまり、レーザーによる疼痛緩和作用は、レーザーが神経細胞に直接働いて、神経興奮と伝導を抑制し、痛み刺激の伝達を抑制することで得られる。これらの結果から、生体内においてレーザーは、下記の作用により疼痛の緩和を起こしていると推測されている。

・後根神経節の一次ニューロンに作用してCa^{2+}代謝異常を引き起こす
・脊髄後角部のシナプスに作用してシナプス伝達を抑制する
・侵害受容器の末梢神経線維に作用して神経伝達を遮断する

(3) 表面吸収性レーザーと組織透過性レーザーでの疼痛緩和

　レーザーによる疼痛緩和のメカニズムは、レーザーの波長により異なる。それは、表面吸収性レーザーと組織透過性レーザーで区別される。

波長の長い表面吸収性レーザーのEr:YAGレーザーや炭酸ガスレーザーのように組織表面で吸収されるものでは、患部表面が凝固することで、この凝固層が痂皮の役割を果たし、痛みの原因となる外部からの刺激が遮断される。組織透過性レーザーのHe-Neレーザーでも、3〜4分間連続照射すると、照射表面は湿潤した状態から乾燥した状態に変化して、ごく薄い被膜ができる[9]。この薄い被膜の形成によって刺激痛は軽減するが、表面吸収性レーザーの凝固膜に比べ持続性が低い。従って、この被膜による疼痛抑制の効果は一過性である。

一方、波長の短い組織透過性レーザーのNd:YAGレーザーや半導体レーザーおよびHe-Neレーザーのようにレーザー光が組織深く達するものは、前述の（2）レーザーの疼痛緩和の作用の項のように、主に痛みの伝達経路に影響を及ぼすことで知覚を鈍麻させ、炎症部に対しては治癒促進の働きを行い疼痛が緩和される。

（4）LLLTによる疼痛緩和（第5章参照）

顎関節症などの深部痛の緩和には、LLLTが選択される。LLLTによる疼痛緩和については、血流改善による発痛物質の除去・抑制、刺激伝導の抑制、下行性抑制系の賦活、痛覚神経の異常興奮の抑制、筋緊張の緩和などがあり、これらが複合的に作用していると考えられている。最近では、細胞レベルでの研究が進み、LLLTにより局所的にプロスタグランジンE_2、インターロイキン1β、プラスミノーゲン活性化因子などの発痛物質が有意に低下することなどが報告されている[9]。堅田[23]は培養細胞に対してCO_2レーザーを低エネルギー照射すると、He-Neレーザーなどの低出力レーザーを照射した場合と同様に、プロスタグランジンE_2の分泌を有意に抑制すると報告している。

（5）口内炎での疼痛緩和の機序

波長の長い表面吸収性レーザーでは、口内炎での患部表面が凝固することで凝固膜が形成され、外からの痛みの刺激を遮断する。一方、波長の短い組織透過性のレーザーでは、レーザー光は患部表面を透過して組織内へ到達し主に痛み刺激の伝達路に影響を及ぼすことで知覚を鈍麻させる。また、炎症部に対しては治癒促進の働きをすることで痛みを緩和する。

（6）象牙質知覚過敏での疼痛緩和

象牙質知覚過敏での疼痛緩和は、いかに歯髄への刺激を遮断するかということになる。刺激の伝導を遮断するためには、象牙細管を塞ぐようにレーザーを応用する。

レーザーが象牙質知覚過敏の疼痛緩和に応用される理由は下記と考えられる。

・主に表面吸収性レーザーの照射により、象牙細管内のタンパク質が変性凝固して外部刺激の伝導が遮断されることにより、疼痛の緩和が起きる
・組織透過性レーザーの照射により、興奮した歯髄神経に対するレーザーの疼痛緩和

を利用したものである。歯髄までレーザー光が到達する必要があり、適応は組織透過性レーザーに限られる
・表面吸収性ならびに組織透過性レーザーの照射により、露出した象牙質表面を溶融し、細管の開口部を閉鎖して刺激の伝導が遮断されることにより疼痛の緩和が起きる。硬組織を溶融するだけの熱を必要とし、高出力での照射となるため、亀裂の発生や歯髄に及ぼす熱影響などの副作用を考える必要がある

6. 組織治癒とレーザー

（1）炭酸ガス（CO_2）レーザーの創傷治癒

一般に、表面吸収性の炭酸ガスレーザーは患部周囲組織に損傷を与えることなく患部を蒸散させ、早期に創傷治癒が起きると言われている[24, 25]。

創傷治癒には、概念的に次の3段階の過程がある。

①滲出期

組織が受傷すると、その直後に出血と凝固が起こり、次いでその部位に炎症反応が生じる。これを察知した白血球が遊走してサイトカインを放出して死滅した細胞を貪食する。それと同時に、毛細血管の透過性が亢進して、血漿成分が組織内に漏れ出ていく。この血漿中にはフィブリノーゲンが含まれ、これが受傷部位でフィブリンとなり、血小板と共に受傷部位を接着する。一方、上皮組織でも基底細胞が創面のフィブリン上を細胞分裂を起こしながら、遊走して欠損部を覆う。これを上皮化という。

②増殖期

その後、フィブリン塊の中に毛細血管の新生と線維芽細胞の増生がみられる。線維芽細胞はコラーゲンを網目状に産生する。この毛細血管と線維芽細胞で構成された結合組織を肉芽組織という。

③成熟（瘢痕）期

毛細血管や線維芽細胞の減少と共に、コラゲナーゼなどの酵素の作用によりコラーゲン線維が吸収される。その結果、網目が収縮することで瘢痕を形成する。

初期の創傷治癒（滲出期）は、組織の損傷や出血により損傷部に線維芽細胞や炎症反応細胞が集合することに始まり、その後、細胞外マトリックスの分解・合成により組織の再構築や線維芽細胞の増殖および血管新生が起こることにより組織が修復される。この過程で、血小板中に含まれる細胞増殖因子が重要になる。細胞増殖因子とは、細胞間の情報を伝達するタンパク質で種々の細胞を増殖させる。創傷治癒において細胞増殖因子は創内の各種細胞の遊走・増殖、細胞外マトリックスの形成、血管新生・再構築という過程を制御している。また、この細

増殖因子には、内因性と外因性がある。内因性の細胞増殖因子としては、bFGF、PDGF、TGF-β、EGFなどがあり、その中でも特に、bFGFは創傷治癒過程において重要な役割を果たしていることが明らかにされており、現在では創傷治癒促進剤としても臨床応用されている。これらの細胞増殖因子により線維芽細胞が増殖してコラーゲンの合成が促進され、血管が新生し肉芽組織が再生される（増殖期）。その後、時間の経過とともに肉芽組織が収縮し上皮が再生され組織の修復が終わる（成熟期）。ここで創傷治癒において重要なことは線維芽細胞の働きであり、線維芽細胞によりコラーゲンの合成促進がおきて治癒の促進がされることである。炭酸ガスレーザー照射は光化学作用という外的刺激によってその線維芽細胞を活性化しコラーゲンの合成促進により創傷治癒を促進することで治癒過程に大きく寄与している。また、この炭酸ガスレーザー照射は外因性の細胞を増殖させる因子としても働き、活性化層として毛細血管の活性化を起こすと共に線維芽細胞をも活性化してbFGF等の産生を亢進していると考えられる[10]。

また、ラット上皮における炭酸ガスレーザー切開後の創傷治癒に関する実験的研究では、創傷治癒の経過を次のように報告している[26]。炭酸ガスレーザー照射により、活性化層として毛細血管の活性化が起きて線維芽細胞が増殖したことによって肉芽組織の形成やコラーゲンの新生が比較的早くみられ、創傷治癒の促進が認められた。また、炭酸ガスレーザーは、その照射により壊死層をつくるため感染等が起き難く炎症性反応が少なく、肉芽組織がいち早くその壊死層を吸収し上皮の再生を促進した。

村上[27] は、メラニン色素沈着症治療を想定した実験的研究で、炭酸ガスレーザーの口蓋粘膜上皮に及ぼす影響を次のように報告している。ビーグル犬の口蓋粘膜上皮に炭酸ガスレーザーを照射し、上皮脱落のメカニズムについて検索した結果、照射直後はレーザーの影響は上皮表層から中層にのみ認められるが、照射後12時間ではその影響が上皮の深部におよび、上皮の全層にわたり変性がみられ、照射後1日経過すると上皮が基底膜から脱落することが観察された。また、照射直後から上皮が脱落するまでのどの期間においても、明らかな炎症性細胞浸潤は認められなかった。この結果から、炭酸ガスレーザーを照射された組織では非炎症性の経過をたどることから、創傷治癒が促進するものと考えられている。

(2) Nd:YAGレーザーの創傷治癒

組織透過性レーザーのNd:YAGレーザー照射になると創傷治癒の過程が炭酸ガスレーザーと異なってくる。Nd:YAGレーザーは組織を大きく広範囲に切除する能力を持つが、創傷治癒は炭酸ガスレーザーより遅れる。これは、Nd:YAGレーザー照射では炎症性変化が強く、血管に対する影響も大きいため肉芽組織の再生が遅延することによる[24]。これらのことから、上皮の創傷治癒には炭酸ガスレーザーが炎症性反応が少なく上皮の再生や肉芽組織による壊死層の吸収が早く良好であり、創傷治癒の促進に

関しては炭酸ガスレーザーの照射が病理学的にも良好な結果であると考えられる。

(3) LLLTと創傷治癒

　LLLTの作用機序として、細胞膜の受容体に作用してチロシンキナーゼを活性化する、あるいは、小胞体膜のCa^{2+}チャネルに作用して、細胞内フリーカルシウムイオン濃度を上昇させる。これにより、PKC-Raf-MAPキナーゼ経路が賦活化され、PKCおよびMAPキナーゼの活性が上昇する。この情報が核に伝達されて、細胞分裂のスイッチが入ると報告されている[28]。つまり、LLLTにより上皮細胞および線維芽細胞の細胞増殖が促進される。また、土肥[29]は、線維芽細胞にレーザーを照射すると、細胞骨格のアクチンフィラメントの発達と、その足場となる細胞外マトリックスのフィブロネクチンの発現が促進し、そのため、細胞接着が非照射群よりも早期に起こるとともに、細胞の伸展・移動プロセスが速やかに進行すると述べている[30]。さらに、臼井[31]は、上皮細胞にレーザーを照射すると、ケラチンフィラメントが発達して太くなり、さらに、デスモソームが多数形成されて細胞間隙が狭くなり、細胞間の結合が強固になると報告している。以上の実験結果から、LLLTを創傷治癒に応用すると、その治癒が促進されることが判明している。

　レーザーの生体作用は、すべて波長とパワー密度の組み合わせによりその程度が決まる。このことは、各種レーザーの波長による組織の吸収特性を理解して、その吸収特性に合わせた適切な波長のレーザーの選択が歯科レーザー医療で重要である。また、眼のような特殊な組織においては、その安全性を確保するために、どの波長が危険であるかを前もって理解することが必要である。さらに、レーザーの生物学的効果を分子生物学的検索を含めて、さらに詳細に検討していくことが今後の課題となる。

（前田初彦）

〈参考文献〉

1) 安孫子宜光：レーザー照射の生物学的効果の解明と機能ゲノム科学，日レ医誌，25:313-322, 2005.Lasers Surg Med.;5:31-9, 1985.
2) Mester E, Mester AF, Mester A: The biomedical effects of laser application. 5:31-39, 1985.
3) Shimizu N, Yamaguchi M, Goseki T, Shibata Y, Takiguchi H, Iwasawa T, Abiko Y.
   Inhibition of prostaglandin E2 and interleukin 1-beta production by low-power laser irradiation in stretched human periodontal ligament cells.
4) 久保山 昇, 他：自由電子レーザー照射による関節炎ラットに対する抗リウマチ作用，日レ医誌，32, 108-114, 2011.
5) Trelles MA, Mayayo E: , Bone fracture consolidates faster withlow-power laser.Lasers Surg Med,;7:36-45. 1987.
6) Ozawa Y et al: Low-energy laser irradiation stimulates bone nodule formation at early stages of cell culture in rat calvarial cells., Bone, 22:347-354, 1998.
7) Yamamoto M et al : Stimulation of MCM3 gene expression in osteoblast by low level laser irradiation., Lasers Med Sci, 16:213-217, 2001.
8) Chui C et al: Blue LED inhibits the growth of Porphyromonas gingivalis by suppressing the expression of genes associated with DNA replication and cell division.
   Lasers Surg Med, 44:856-864, 2012.

9) 加藤純二, 粟津邦男, 篠木毅, 守矢佳世子 編著：一からわかるレーザー歯科治療. 第1版, 医歯薬出版, 東京, 2-78, 2003.
10) 久保勝俊, 杉田好彦, 前田初彦：レーザーと生体応答－病理学の立場から－. 日レ歯誌, 20：174-178, 2009.
11) 加藤純二, 篠木毅, 守矢佳世子：各種レーザーの特徴と用途を整理する（2）—各種レーザーの基本的性質：卵白および歯の実験から. 歯界展望, 96：351-366, 2000.
12) 熊崎護, 他：分子振動レーザーによる歯科治療の新展開. 日本ME 学会（BME），14（7）：47-51,2000.
13) Awazu K, Fucami Y : Medical applications of infrared lasers. Analytical Chemistry, 3：95-104, 2002.
14) 青木 章, 和泉雄一 編：シリーズ＠よく・わかる　歯科用レーザー120％活用術. 第1版, デンタルダイヤモンド社, 東京, 70-133, 2012.
15) 平井義人, 千田彰, 津田忠政 編：症例でみる歯科用レーザーの有効活用. 日本歯科評論増刊, 東京, 188-199, 2008.
16) Arcoria CJ,et al.: Enamel surface roughness and dental pulp response to coaxial carbon dioxideneodymium : YAG laser irradiation. J Dent, 19:85-91, 1991.
17) 加藤純二, 守矢佳世子, 篠木毅 編著：一目でわかる歯科用レーザー図鑑. 医歯薬出版, 第1版, 東京, 79-80, 2008.
18) 渡辺 久, 西山俊夫, 津田忠政 編：歯科用レーザー臨床まるごと大辞典. デンタルダイヤモンド社, 第1版, 東京, 144-150, 2003.
19) Kumasaki M :Removal of hard dental tissue (cavity preparation) with the Er:YAG laser. The 4th International Congress on Lasers in Dentistry program and Abstract Hand Book (Abstract), 32, 1994.
20) 松本光吉 編：歯科用Er:YAGレーザーの基礎と臨床. 財団法人口腔保健協会, 第1版, 東京, 7-11, 2008.
21) 齋藤勇：神経細胞株PC12 に対する低出力レーザーの影響. 奥羽大歯学誌, 26: 67-88,1999.
22) 齋藤勇, 土肥宏樹, 山本茂久：低レベルレーザーによる疼痛緩和のメカニズム. 日レ歯誌, 13:53-61,2002.
23) 堅田尚生：レーザー照射が線維芽細胞のPGE$_2$ 産生に及ぼす影響. 愛院大歯誌, 32 :159-167, 1994.
24) 皆川 仁：新版やさしいレーザー治療　硬・軟組織およびインプラントへの応用. クインテッセンス出版, 第1版, 東京, 13-14, 2006.
25) 松本光吉 編：歯科用炭酸ガスレーザーの臨床　技術編. 財団法人口腔保健協会, 第2版, 東京, 59-67, 2006.
26) 日高勇一, 他：ラット皮膚におけるCO$_2$およびNd:YAGレーザー切開後の治癒過程の病理組織学的比較. 日口腔インプラント誌 10：125-129,1997.
27) 村上 聡：レーザーの軟組織への応用. The Journal of Dental Enginiering, 170: 5-8, 2009.
28) 土肥宏樹：ヒト歯肉上皮細胞に対する低出力レーザーの作用機序. 奥羽大学歯学誌, 28：105-117, 2001.
29) 土肥宏樹, 他：培養ヒト線維芽細胞のactin filament おびfibronectionにおよぼす低出力レーザーの影響. 日レ歯誌, 13：72-78, 2002.
30) 土肥宏樹, 他：培養ヒト線維芽細胞の細胞接着におよぼす低出力レーザーの効果. 奥羽大歯学誌, 29：285-291, 2002.
31) 臼井龍一：ヒト歯肉上皮細胞の細胞接着および細胞骨格におよぼすソフトレーザーの影響.奥羽大歯学誌, 29：221-233, 2002.

3

レーザーの安全管理

3 レーザーの安全管理

　レーザーを臨床応用するにあたり、安全に使用するために必要な知識を十分に理解しておく必要がある。ここでは基本的な安全管理、各波長ごとに留意すべき項目と安全管理責任者が具備すべき一般的な知識を理解することを目的とする。

1. レーザーのクラス分けと安全管理

　レーザーの製造業者は機器の製造出荷時にレーザーのクラス分けに応じたレーザー機器の安全対策と表示が義務付けられている。このクラス分けはIEC（国際電気標準会議）の基準（IEC 60825）を基にJIS（日本工業標準調査会）が制定している。製造業者はこの規格（JIS C 6802）に準じて機器を製造販売している。医療用レーザー機器は別にIEC60601に製造基準が設けられている。IECの基準が見直されるたびにJIS C 6802も改訂されている。よって、JIS規格のクラス分けと国際基準は合致しているため、本邦で製造販売されていない海外未承認機器のクラス分けもIECの基準（医療機器はIEC 60601）に準じているので、JIS規格と同様の安全対策を講じることができる。本邦未承認機器の取り扱いと安全管理については後述する。厚生労働省はこのJIS C 6802のクラス分けに基づいて「レーザー光線による障害防止対策要綱」を制定している。この要綱は、レーザー機器を取り扱う業務またはレーザー光線に曝されるおそれのある業務に常時従事する労働者の障害を防止することを目的としている。本要網で「ただし、当分の間、医療用及び教育研究機関における教育研究用のレーザー機器を用いて行うレーザー業務については適用しない。」とあるように、本来、本要網はレーザー光が人体に曝されないように制定されており、レーザー機器が臨床応用される場合にはさらに厳密な安全管理が適応されるべきであると考えられている。よって、本要網はレーザー機器を臨床応用する場合の最低限の安全管理事項として遵守する必要がある。

2. JIS C 6802とレーザー機器の安全対策

　本規格は国際規格IEC 60825に準じており、製造業者に課せられた規格である。内容はレーザー機器製造と機器の安全対策に関する詳細である。レーザー機器を使用するにあたり、本規格で機器に表示されるクラス分けが安全管理の重要な目安となるので、レーザー機器のクラス分けの概要を**表1**に示す。

表1　レーザーのクラス分けの概要

クラス	眼に対する安全度	保護ゴーグル	安全管理者
1	本質的に安全		
1M	裸眼で安全だがルーペ等の使用で危険		
1C	眼に安全だが、不適切な使用で皮膚障害。家庭用、医師用の接触式美容レーザー機器に適応		
2	可視光域レーザーで瞬きの嫌悪反応で危険回避		
2M	可視光域レーザーで裸眼で安全だがルーペ等の使用で危険		
3R	直視で危険、不可視光域レーザーには保護ゴーグルと安全管理者が必要	必要	必要
3B	出力0.5W以下、直視は危険。拡散反射光は安全	必要	必要
4	0.5W以上の高出力、拡散面で反射した光も危険	必要	必要

　クラス分けに応じてレーザー機器には安全対策がなされている。歯科用のクラス4レーザー機器には下記の安全機能が装備される。

セーフティインターロック

　カバー等を外し機器内部にアクセスしようとした場合、レーザー光が放出されない。

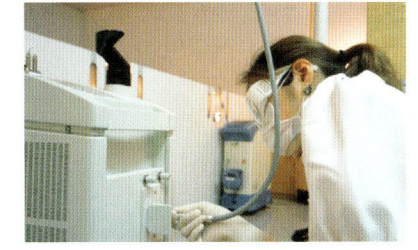

図1　メーカー指定の方法で日常の整備を行う。

リモートインターロックコネクタ

　ドアノブに接続し、引っ張られるとコネクターが外れてレーザー機器が停止する。

マニュアルリセット

　リモートインターロックによる停止を手動により回復する。

鍵による制御

　取り外しが出来る鍵による作動で、未使用時には鍵を取り外しておく。

レーザー放出の放出警告

　レーザー使用時に警告音あるいは警告光が表示される。

　その他に下記の安全機構が備わる事がある。

フットスイッチガード

　手術用レーザー機器はフットスイッチで操作される事が多いが、フットスイッチは誤照射を避けるためにカバーがされている。

システムロックアウト

　レーザー光放出可能モードのままで一定時間レーザーを使用せず放置すると自動的にスタンバイ状態に戻る。

ガイド光

　不可視光レーザーには誤照射を避け、照射部位明示のためにガイド光が備わる事がある。

導光システムロック

　導光ファイバーを滅菌あるいは交換時に機器本体から取り外した時に本体からレー

ザー光が放出されない。

緊急停止ボタン
レーザーが安全に使用されていない時に緊急停止ボタンを押す事でレーザー機器が停止する。

エラー表示
レーザー機器に問題が生じた場合、その問題に則したエラー表示がなされ、レーザー光が照射されない。

コントロールパネル
レーザーの出力や放出モード、待機、出力中の表示等が誰にでも見やすく配置されている。

車軸ロック
キャスター付きレーザー機器のローラーにロック機能があり、使用中にレーザー機器が動かないように固定できる。

着脱式ハンドピース
手術用レーザーのハンドピースは着脱可能で滅菌ができる。

ディスポーザブルチップ
患者ごとに新しいコンタクトチップに交換でき、感染管理が徹底される。

ファイバー収納及びハンドピース固定用ハンガー
導光路の破損やハンドピースの落下による破損・汚染を防ぐ。

移動用ハンドル
レーザー機器を移動させる際に導光ファイバー等を破損しないようにハンドルが付いている。

等、レーザー機器に付帯する安全管理機能を十分理解し臨床応用する必要がある。

3. 厚生労働省「レーザー光線による障害防止対策要綱」と厚生省通知

厚生労働省「レーザー光線による障害防止対策要綱」は、レーザー機器を扱う労働者をレーザー光による障害から守るために2005年に基発第39号を改正して基発0325002号として通達の形で出されているが、患者及び医療従事者をレーザー光による障害から守る通達では無い。それ故、臨床応用における最低限の安全管理対策基準と考えられている。レーザー機器の購入時に付帯する歯科用レーザー使用説明書内安全管理項目は本要綱が盛り込まれており、より臨床応用に適した内容であるので、取扱説明書を熟読し、常に取り出せる状況にしておく必要がある。また、エラー表示が出た場合など、取扱説明書でエラー番号と問題点を即座に判断でき、製造業者に問題を速やかに伝える事ができる。

厚生省は医療機関でレーザー機器を使用する場合の管理方法、管理区域、管理区域

における設備、備品等の設置、整備について通知を出している。2015年時点では厚生省は厚生労働省になり、薬務局の名称も無くなっているが、本通知以降、通知内容の変更はなされていないため、現在も本通知が運用されている。

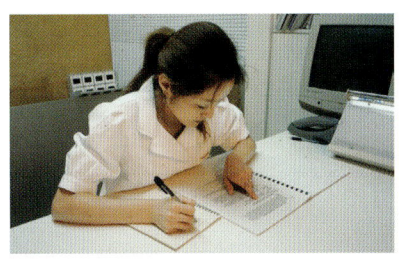

図2　取扱説明書を良く読み、エラー表示の確認等ですぐ取り出せる様にしておく。

厚生省薬務局審査課長通知「レーザー手術装置の使用上の注意事項」

（薬審第524号　昭和55年4月22日付）

1.管理方法

Ⅰ　医療機関の開設者（以下開設者という。）は、レーザー手術装置（以下装置という。）の保管、管理者（以下管理者という。）の選定（正・副最低2名）を行うこと。

Ⅱ　管理者は装置使用区域内における保管、管理の責任を持つこと。

Ⅲ　管理者は装置使用者を指定し、その者に対し必要な教育を行い、技術進歩に伴う新しい情報を必要に応じ教育すること。

（講習会、研究会、学会等への参加等により、教育が行えると判断される場合はこれらで代用してもよい。）

Ⅳ　装置使用者は管理者の指示に従うこと。

Ⅴ　管理者は装置使用者登録名簿を作成し保管すること。

Ⅵ　装置使用者は装置の操作法、安全管理法、危険防止法等について十分熟知し、管理者によって指定された者であること。

2.管理区域

Ⅰ　開設者はレーザー手術装置使用管理区域（以下管理区域という。）を設定し、必要な表示を行うこと。（管理区域表示）

Ⅱ　管理区域には、使用レーザー名、警告表示等管理上必要な事項を区域内の見やすい所に掲示あるいは表示すること。（警告表示）

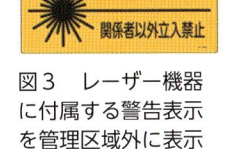

図3　レーザー機器に付属する警告表示を管理区域外に表示しておく。

Ⅲ　管理区域に入室しようとする者（使用者登録名簿記入の者は除く。）は管理者の許可を得、管理区域内での諸注意事項等の説明を受け、必要な保護手段等を講じて入室すること。（諸注意事項掲示）

Ⅳ　管理区域内に入室する者は、入室前及び退室直後に視力等の検査を行い、視力の低下に注意を払うことが望ましい。

3.管理区域における設備、備品等の設置、整備

Ⅰ　管理者は装置の導入に必要な設備の設置を行うこと。

Ⅱ　管理者は装置の維持、安全管理に必要な設備、備品を備え付けること。

Ⅲ　管理者は取扱説明書に記載された保守、点検内容について定期的にこれを行い、この結果を保守点検簿に記入すること。

　以上、簡潔にまとめられているが、注意が必要なのは、開設者と管理者を区別している事である。つまり、レーザー機器を使用する術者である歯科医師は管理者を正副2名選定し、この管理者の指示に従わなければならない。これは、後述するレーザー安全管理責任者（ここでは管理者）の業務内容で述べるが、レーザー機器を使用している時に入室の制限や、誤使用・誤作動時のレーザー機器の緊急停止等は、装置使用者である歯科医師が行うのではなく、管理区域を管理している管理者によって速やかになされる必要からである。通知中の2.管理区域　Ⅳに関しては現実味が無く、また、望ましいとある事から、遵守の必要性は低いが、管理区域内での眼の保護を徹底する事が重要である。

眼の保護

　レーザー機器の安全管理の根底は眼の保護にある事は明白である。レーザー光からの眼の保護には、保護メガネ、保護ゴーグル等が用いられる。保護メガネと記載すると、近視用メガネや老眼鏡で代用できると誤解を持たれる場合があるので、以後本稿では保護ゴーグルで統一する。保護ゴーグルが具備すべき条件は以下の通りである。

対応する波長とOD値が明記されていること
　レーザー保護ゴーグルには必ず記載されている。使用するレーザーの波長に応じた保護ゴーグルを使用すること。

サイドシールドがあること
　クラス4のレーザー機器から放出されるレーザー光は反射・拡散光であっても危険である。反射・拡散光が眼の横から侵入して来るのを防ぐ。

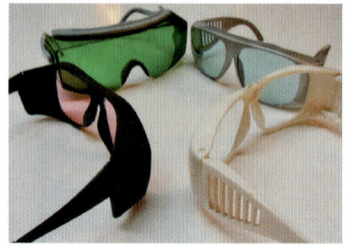

図4　使用する保護ゴーグルは波長、OD値によって異なる。

十分な換気性が確保されていること
　サイドシールドに換気口等があり、保護ゴーグルが呼気で曇らない様に配慮されている事が望ましい。術中に曇りが出た場合など、保護ゴーグルを取り外さずに換気口からエアーを注入して曇りを飛ばす事も可能。

使用者の顔にフィットしていること
　使用中に保護ゴーグルがズレてしまう事を防ぐ。患者が仰位になるとフィットしにくくなるが、サイドシールド長が可変の保護ゴーグルを使用すると良い。また、小児用保護ゴーグルも活用されている。

保護フィルタ面がフラットで無いこと
　フィルタがフラットだと反射光が直接反射して危険である。凸面加工を施し、鏡

面反射効果を軽減する。保護ゴーグル全体にフラット面が無い事が望ましい。

保護フィルタ面にキズや破損が無いこと

キズや破損でOD値に変化が生じ、危険である。

OD（Optical Density）値とは光学密度あるいは光学濃度と言い、フィルタを透過する光の透過率（％）を対数を用いてわかり易く示したもの。OD値が大きくなる程、透過率は低くなり眼に安全である（**表2**）。

表2　OD値とレーザー光の透過率の関係

光学密度（OD）	減衰率	透過率（％）
OD1	1/10	10
OD2	1/100	1
OD3	1/1000	0.1
OD4	1/10000	0.01
OD5	1/100000	0.001

臨床ではレーザー機器のスイッチを入れる前にまず患者に装着し、管理区域内の全員が保護ゴーグルを装着した事を確認してからレーザー機器のスイッチを入れる。処置後にレーザー機器のスイッチを切ってから保護ゴーグルを外し、患者の保護ゴーグルは最後に外す事で、患者の眼の保護を最大限に優先する事が望ましい。

4. 各波長域別の眼に対する危険性

歯科用レーザーの多くは可視光、近赤外線域であるが、この波長域（0.4μm～1.4μm）は網膜に到達し、光化学的及び熱的網膜損傷を引き起こす。網膜細胞は再生力が無く、損傷を受ける事で永久的に視力の低下、あるいは失明に至る。レーザー光は眼のレンズにより網膜に集光する。瞳孔が直径7ミリに開いている場合、角膜から網膜に至ったレーザー光はおおよそ20万倍に増幅され直径10～20μmの範囲に集光さ

表3　光に対する過度の露光に伴う病理学的影響の要約（JIS C 6802 D.2.2より引用改変）

波　長	眼	皮　膚
0.18 μm～0.28 μm	光化学的角膜炎	紅斑（日焼け） 皮膚老化プロセスの加速 色素の増加
0.28 μm～0.315 μm	光化学的角膜炎	紅斑（日焼け） 皮膚老化プロセスの加速 色素の増加
0.315 μm～0.4 μm	光化学的白内障	色素の増強、光線過敏症 皮膚のやけど
0.4 μm～0.78 μm	光化学的及び熱的網膜損傷	色素の増強、光線過敏症 皮膚のやけど
0.78 μm～1.4 μm	白内障、網膜熱傷	皮膚のやけど
1.4 μm～3.0 μm	前房混濁、白内障、角膜熱傷	皮膚のやけど
3.0 μm～1 mm	角膜熱傷	皮膚のやけど

れる。瞳孔が開いていると侵入光が多くなるので、危険を減少させるためにもレーザー機器を使用する部屋は明るくなければならない。**表3**に波長域に対する眼と皮膚の損傷部位及び組織変化について示す。また、0.4μmより短い波長の紫外線域のレーザー光は電離放射線域にあたり、DNAに損傷を与える。0.4μmよりも長い波長域の電磁波は非電離放射線であり、DNAに損傷は与えない。

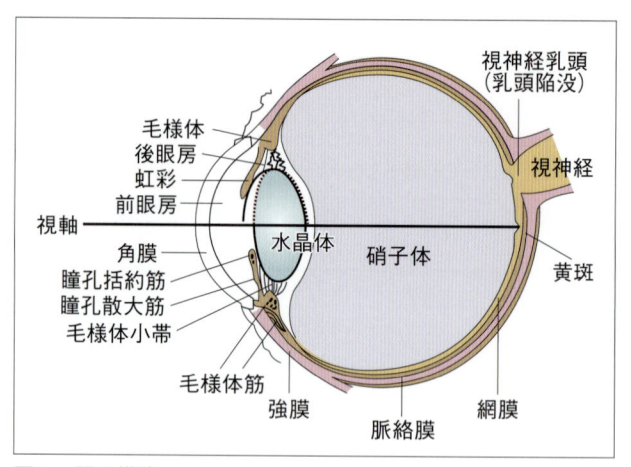

図5　眼の構造

　人の眼は最表層から透明な角膜、角膜と水晶体の間の透明な液で満たされた前房、水晶体、硝子体、網膜に至る。角膜を透過し屈折した可視光は水晶体でさらに屈折し網膜上に集光する。角膜炎、角膜熱傷は角膜に、前房混濁は前房に、白内障は水晶体に、網膜熱傷、網膜損傷は網膜に損傷を起こす。各波長域と吸収される眼の組織の部位の違いに注意する。

5. レーザー安全管理責任者の役割

　クラス3Rの不可視光線域レーザー、クラス3B、クラス4のレーザー機器の導入にあたり、使用環境を整備するためにレーザー安全管理責任者（前述、厚生省薬務局審査課長通知「レーザー手術装置の使用上の注意事項」の管理者に相当）を任命する。レーザー安全管理責任者は開設者である歯科医師以外のスタッフが任命されなければならない。また、複数の歯科医師が在籍する場合においても、レーザー機器を使用する歯科医師はレーザー安全管理責任者に任命されない。但し、歯科医師がレーザーを使用する場合に他の歯科医師が歯科医業業務を中断し管理を行う事ができるのであればこの限りではない。現実的には医療業務に携わるスタッフ以外の者を任命するのが望ましい。レーザー安全管理責任者は歯科医師、歯科衛生士等の国家資格を有する必要は無いが、レーザー機器の取り扱いと、レーザー光の危険性と障害防止について十分な知識と経験を有する者が望ましい。レーザー安全管理責任者は厚生省通知にあるように下記の業務を行う。

レーザー光による障害防止対策に関する計画の作成及び実施
　日々のレーザー機器使用状況の確認と準備、人の動線管理計画、医院の環境整備計

画、必要なレーザー専用器具の購入計画、患者への教育用資料の作成配布、スタッフの参加できるレーザー安全講習や学会の日程調査と参加に関する手筈、等。

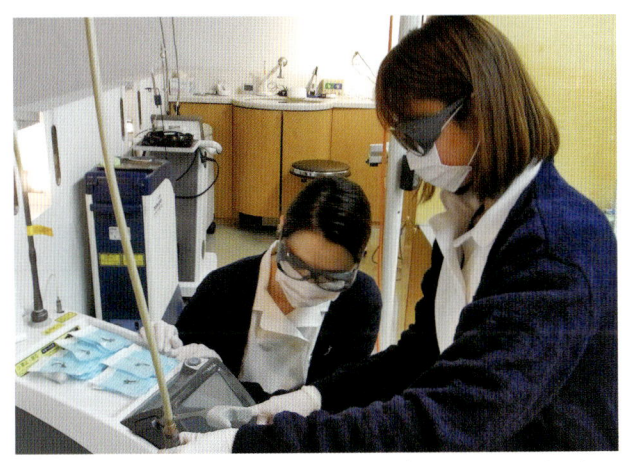

図6　スタッフ間での機器の取り扱い、パネル表示の意味、必要記録事項等の教育を行う。

レーザー管理区域（レーザー機器から発生するレーザー光線に曝されるおそれのある区域）の設定及び管理

　管理区域にレーザー管理区域である表示を行う。十分な換気設備のある個室であることが望ましいが、診療室内のパーテーションの設置状況や姿見の設置場所、手鏡の保管場所、ブラウン管モニター、ハンドミラーや紫外線滅菌器等鏡面反射面とアルコール類の発火物の保管場所、換気等を念頭にレーザー管理区域の設定及び管理を行う。しばしば、器具類設置場所の変更、鏡面の遮蔽が必要となる。複数の歯科用ユニット間にパーテーションが無く解放されているままであれば、レーザー治療中は他の患者を入室させない、あるいは他の患者にも保護ゴーグルを装着する等の安全対策を行う。眼の高さ以上のパーテーションを設置した方が業務が楽である。また、パーテーションがあっても、レーザー治療中は人の移動の制限を行い、治療ブースの前や後ろを裸眼のままで患者やスタッフが通らないように管理する。管理区域内は十分な明るさと換気を確保、等。

レーザー機器の保管場所及び使用時設置状態の管理

　レーザー機器の保管場所は外付けファイバーの破損が起きにくい人の動線から隔離された場所に設置する。使用時には電源ケーブル、フットスイッチケーブル等の床配線が人の動線と重ならない様に設置する、寒冷地等では結露を起こさない温度、湿度に注意、等。

レーザー機器を作動させるための鍵等の管理

　レーザー機器を無断で作動されない様にレーザー安全管理者は使用時以外はレーザー機器から鍵を取り外して保管する。

レーザー機器の点検、整備及びそれらの記録の保存

　使用するレーザー機器の取扱説明書の指示に従い、保守、点検を行う。

保護ゴーグルの点検、整備及びその使用状況の監視

　管理区域内全員の保護ゴーグルの装着を監視し、レーザー機器の緊急停止に備える。

保護ゴーグルの破損、汚れ等の整備を行う。

スタッフ教育の実施及びその記録の保存

スタッフはレーザー講習会、学会等に参加し常に研鑽を怠らない。特に使用者である歯科医師、歯科衛生士（クラス4以外のレーザー機器の使用）の学会等への参加は推奨されなければならない。

緊急時の関連施設への手配

火傷、眼障害、気腫等、事故や偶発症に対応し、関連病院への手配を行う。レーザー機器の故障や誤作動、誤使用で火災、爆発が起こった場合にも緊急対策を行う、等。

その他レーザー光線による障害を防止するために必要な事項

特に使用者である歯科医師、歯科衛生士は使用するレーザー機器の取り扱い、安全管理に十分な知識と経験がある必要性に鑑み、学会等への参加が推奨される。

6. 臨床応用と安全管理

臨床応用にあたり使用者はレーザー機器に付帯する安全対策システムと各波長の生体に対する特性及び取扱説明書に記載されている注意事項を十分に理解し、学会等で研鑽を積んだ上で臨床応用がなされなければならない。臨床ではクラス2の診断機器、クラス3Bの低出力レーザー治療機器、クラス4のレーザー手術機器等、多様なレーザー機器が応用されている。それぞれ、附属する取扱説明書に十分に目を通し、内容を理解した上で使用されなければならない。各レーザー機器は波長、出力、出力形態、導光方式、先端チップの形状・性状、清掃、滅菌法等が異なるため、使用する個々の機器自体の取り扱いに熟知しておく必要がある。また、レーザー光を生体組織に照射することは従来法あるいは他法に比べ何らかの利点が欠点を上回る場合に限られる。基本的に安全管理上レーザー光は人体に照射されるべきではないという事を肝に銘じておく必要がある。レーザー機器の使用時には他の歯科治療と同様に感染管理を行う。

感染管理

歯科用レーザー機器は技工用を除き生体組織に使用されるため、十分な感染管理がされなければならない。ハンドピース、チップの滅菌、術野の消毒、非汚染領域と汚染領域の区別、滅菌器具の使用、皮膚・眼の防御の一般的な感染管理に加えクラス4レーザー機器の使用中には蒸散煙の管理が必要となる。蒸散煙はマスクを用い口腔内バキュームを有効に使用した上で、口腔外バキューム、大容量換気扇なども活用するのが望ましい。

レーザー安全管理責任者の指示に従い管理区域内でレーザー照射準備が整い生体組織に照射する前に試験照射を行う。当然その時点で管理区域内の人員は防護ゴーグルが装着済みでなければならない。

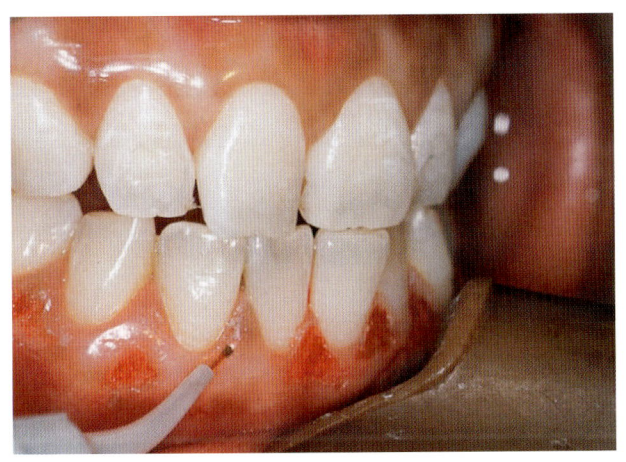

図7　治療ではチップの当て方、レーザー光の向き、蒸散煙の管理、バキュームによる冷却、組織の状態等に注意する。

試験照射

　試験照射は人体にレーザー光を曝す前に、レーザー機器から正常にレーザーが照射され、レーザー機器が正常に作動する事を確認するために行う照射である。試験照射は各波長にとって最も吸収の良い物に向け必要となる最小の出力で照射を行う。エアーや注水が必要な治療では、エアー、水が適正に噴霧されているか確認を行うことも肝要である。反射面が無く人からできるだけ離した所で吸収体に向けて試験照射を行う。青色咬合紙、感熱紙、等が吸収体として使用される。水分に吸収の良い3μm帯レーザーは注水の水に吸収されて起きるポップ音でも確認ができる。試験照射はレーザー使用時に必ず行う。

　試験照射でレーザー機器が正常に作動しチップ先端から正常にレーザー光が出ている事を確認した後に治療目的に応じたパラメーターの設定を行う。パラメーター設定はレーザー機器のクラス、照射される組織の状態、レーザー光の波長、出力方式（連続波、パルス波、フリーランニングパルス波）、先端チップのレーザー光透過率とエネルギー密度、先端チップの形状と状態、冷却方式、等で決定される。

パラメーター設定

　上記パラメーターが設定されても、照射されている組織の状態を良く観察し、術中に目的を得られる最適な設定に変更する。歯科用レーザー処置はほとんどの場合光熱的効果により作業が行われているので、必要の無い組織の過熱に最大限の注意を払う。処置にかかる総エネルギー量を減らす事を念頭に置き最適なチップの選択等のパラメーターの設定を行う。

　処置中はレーザー光が放出されている最も危険な時間帯になる。人の出入り、保護ゴーグルのズレや脱離に注意する。また、照射目的部位以外への誤照射を避けるために、非照射部位の保護を行う。各レーザー波長の易吸収体で非照射部位を被覆して保護を行う。着衣は化繊等の易燃焼性着衣を避け、皮膚の露出も控える。無麻酔下の処

置等で痛みや不快感で患者が動くと誤照射が誘発されるため、患者にはあらかじめ動かないように注意をしておく。不要な動きを避けるために必要に応じて麻酔等の処置を行う。蒸散煙を十分に吸引排除し、組織の冷却を心がける。口腔内バキュームは蒸散煙の管理と共に、組織の冷却に有効である。

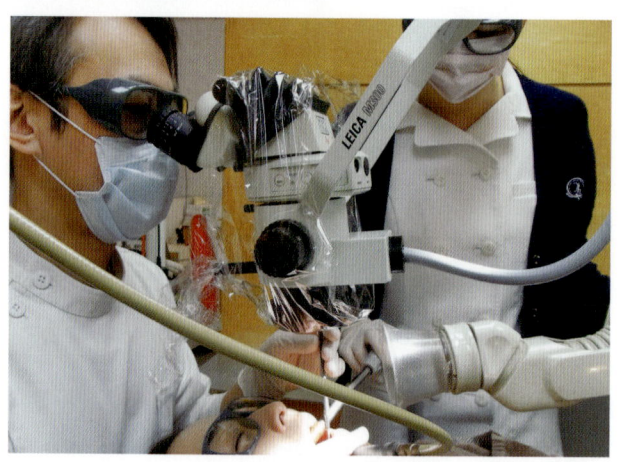

図8　治療中は口腔内のみではなく、眼の保護等、周囲の環境にも十分な配慮を行う。

非照射部位の保護

　Er:YAGレーザー、炭酸ガスレーザーであれば水で濡らしたガーゼ、半導体レーザー、Nd:YAGレーザーであれば黒色ラバーダム等が使用される。金属補綴修復面はレーザー光を反射するのでレーザー光が当たらないように注意する。また、ファイバーチップ先端の汚れを術中に除去するためにアルコールワッテを使用すると、ファイバーとカニューレの間にアルコールが侵入し発火の原因になる。水で濡らしたガーゼを使用する。

　治療中はレーザー治療で起こる事故、偶発症に留意し、安全な処置を心がける。

事故、偶発症

　それぞれのレーザー機器の出力、波長特性、機器の機構によって異なるが、眼障害、皮膚火傷、気腫、腐骨、軟組織の壊死、歯髄炎、歯肉退縮、歯の炭化、治癒遅延、軟組織の炎症性反応、疼痛、知覚麻痺等、の事故や偶発症が起こる。これらはレーザー機器の誤った使用、安全管理が徹底されなかった場合、検査不足、診断の誤り、術野の組織の観察不足等によって引き起こされるので、十分な検査に基づいた的確な診断において安全管理下で術野の照射状態を良く観察し、適正なパラメーターを設定し過度の照射と過熱を避けることで回避できる。また、レーザー機器の禁忌・禁止事項はレーザー機器ごとに異なるがクラス4レーザー機器のペースメーカー・埋め込み型除細動器（ICD）装着患者への使用は禁忌である。その他の禁止事項は取扱説明書を参照。事故・偶発症には速やかに対処し、必要に応じて関連機関に連絡を取る。

処置が良好に行われた事を確認し、術後の評価を行い、術後指導を行い、診療録に記載する。軟組織等の切除を行った場合は病理検査に出す。病理検査報告書には患者情報、診断名、患部の状態とともに、切除にレーザーを使用した旨を必ず記載する。

レーザー治療記録

術者名、患者名、診断名、処置内容（パラメーターの記載と処置にかかった時間、総エネルギー量等）、術後の所見と評価、術後指導内容について記載する。

術後は処置内容に応じた期間で再評価を行い診療録に記載する。

7. 本邦未承認機器の取り扱いと安全管理

歯科医師は自己責任のもと、自己の患者の診断または治療に供することを目的として未承認医療機器を臨床応用する事ができる。未承認機器を使用するにあたり、医療倫理上、以下に示すインフォームドコンセントを得る事と書面承諾が必要である。

・治療に用いるレーザー機器が未承認機器であること
・使用する未承認機器の具体的な効能効果とリスク
・承認機器による治療が可能である場合にはその旨

同意書は2部作成し、1部は患者用、1部は診療録等に綴じ込み、医院で保管する。安全管理上、使用する未承認機器は国際的に評価のある機器であり、十分な情報を得てから使用されなければならない。また、保守点検、整備を怠ってはならない。

8. 承認効能・効果以外の臨床応用と安全管理

歯科治療にレーザーを応用するにあたり、厚生労働省の承認適応症を行うのが本来のレーザー機器の使用法である。しかし、承認の得られていない使用法で治療効果があり、リスクを上回って患者への利益が著しいと判断する場合、歯科医師は自己責任のもと、自己の患者の診断又は治療に供することを目的として臨床応用する事ができる。認可レーザー機器の未承認適応とは例えばクラス4レーザーを用いての除痛・鎮痛を目的とした歯の知覚過敏処置や殺菌を目的とした根管内照射等を指す。未承認処置にあたり、医療倫理上、以下に示すインフォームドコンセントを得る事と書面承諾が必要である。

・治療に用いるレーザー機器が適応外であること
・未承認適応の具体的な効能効果とリスク

・承認機器あるいは他法による治療が可能である場合にはその旨

　同意書は2部作成し、1部は患者用、1部は診療録等に綴じ込み、医院で保管する。安全管理上、処置の内容は医学的に評価の高い治療法であり、照射条件等の十分な情報を得てから使用されなければならない。

（永井茂之）

コラム

エネルギー密度（Energy Density、Fluence）補足

　レーザーを研究、臨床に使用するにあたり、エネルギー密度は重要な基礎知識である。研究においてエネルギー密度の提示は不可欠の要素である事が多い。また、臨床ではエネルギー密度を知らずに使用していると思わぬ事故を起こす事になる。エネルギー密度は単位面積あたりのエネルギーの量を示す。

　例）400μm、石英ファイバー、先端エネルギー100mJ、1Hz/secの1発のエネルギー密度は、

　まず、照射端面の面積を㎠単位で計算
　　円周率3.14×（半径0.2mm)^2＝3.14×（0.02cm)^2＝0.001256㎠

　次に単位面積あたりのエネルギーを計算

　　エネルギー密度＝エネルギー量/面積
　　　　　　　　＝ 100mJ/（0.001256㎠）
　　　　　　　　＝ 0.1J/（0.001256㎠）
　　　　　　　　＝ 79.6J/㎠

　となる。臨床で同条件で200μmファイバーに付け替えた場合、エネルギー密度は318.47J/㎠となり、400μmファイバー時の約4倍のエネルギー密度になる。すなわち400μmファイバーで100mJの4倍、400mJを発振しているのと同じ事になる。単純に細いファイバーに換えるという事が、エネルギー密度で考えた場合、組織に与える影響に大きな差が生じている事に注目しなければならない。このファイバー径に依存するエネルギー密度の変化を利用して、Er:YAGレーザーでエナメル質の蒸散に細いファイバーチップを使用するのは利にかなっている。
　ただし、各種チップはそれぞれエネルギーの透過率が違っているため、先端出力はチップの透過率を考慮に入れる必要がある。連続波の低出力レーザーではパワー密度で表示される事が多い。パワーは時間あたりのエネルギーを示し、ワット(W)で表示される。

　例）400μm、石英ファイバー、2W連続波照射（CW）のパワー密度は、

　パワー密度＝1秒間の出力/面積
　　　　　＝ 2W/(0.001256㎠)
　　　　　＝ 1592 W/㎠

　また、フリーランニングパルス波で同じスポット径、10mJ、200Hzあるいは100mJ、20Hzの設定での平均出力（W）は2Wであるので、平均出力でのパワー密度は上記CWのパワー密度と同じであるが、CW2Wのピークパワーが2Wであるのに対し、フリーランニングパルス波でパルス幅が同じであれば10mJ、200Hzと100mJ、20Hzではそれぞれのピークパワー値に10倍の差が生じる為、組織に与える影響には大きな差異が生じる事は明白である。このように、パルス発振（特にピークパワー値の高いフリーランニングパルス波）においては一発あたりのパルス幅(μs)、エネルギー（J）及びチップ先端でのエネルギー密度が重要な要件となる事に注意したい。

4

一般歯科および口腔外科領域におけるレーザーの役割

4 一般歯科および口腔外科領域におけるレーザーの役割

近年多くの歯科用レーザーが臨床に応用されている。1990年代においては、軟組織の切開・蒸散の外科的処置が主であったが、最近においては硬組織の蒸散・歯周治療・疼痛緩和・治癒促進と応用と広がりを見せてきている。また、う蝕治療（2008年）、歯石除去（2010年）が保険適用となり、レーザー治療に対する一般の認知度も広まっている。

現在日本において臨床応用に認可されている波長は4波長あり、炭酸ガスレーザー（生体組織の切開・止血・凝固及び蒸散）、Er:YAGレーザー（軟組織：切開・止血・凝固・蒸散、硬組織：蒸散、歯周〈主として歯石〉：蒸散）、半導体レーザー〈口腔内の軟組織の切開・止血・凝固・蒸散〉、Nd:YAGレーザー（生体組織の切開・止血・凝固・蒸散）による処置が認められている。

表1　歯科で使用されている承認済みのレーザー装置

レーザーの種類	波長(μm)	販売名	製造販売会社	承認番号	承認年月日(注1)	使用目的及び効果・効能
炭酸ガスレーザー	10.6	オペレーザー Lite	㈱吉田製作所	21400BZZ00009000	平成23年11月	生体組織の切開、止血、凝固及び蒸散
	10.6	オペレーザー PRO	㈱吉田製作所	21600BZZ00246000	平成23年11月	生体組織の切開、止血、凝固及び蒸散
	10.6	ベルレーザー	タカラベルモント㈱	21700BZZ00348000	平成21年3月	生体組織の切開、止血、凝固及び蒸散
	10.6	ジーシーナノレーザーGL-Ⅲ	㈱ジーシー	21900BZX00685000	平成19年8月	生体組織の切開、止血、凝固及び蒸散
Er:YAGレーザー	2.94	アーウィン アドベール	㈱モリタ製作所	21500BZZ00720000	平成15年12月	【効果・効能】 硬組織疾患：蒸散 歯周疾患：切開、蒸散 軟組織疾患：切開、止血、凝固、蒸散 【処置名】 (1) 硬組織疾患 　①う蝕除去 　②くさび状欠損の表層除去 (2) 歯周疾患 　①歯周ポケットへの照射 　②歯石除去 　③ポケット掻爬 　④歯肉整形 　⑤フラップ手術 (3) 軟組織疾患 　①小帯切除 　②歯肉切開・切除 　③口内炎の凝固層形成 　④色素沈着除去
半導体レーザー	0.808	オサダライトサージスクエア 5	長田電機工業㈱	22300BZX00449000	平成23年12月	耳鼻咽喉科、歯科（口腔外科）の生体組織の切開、止血、凝固及び蒸散
	0.9	トリンプル-D	㈱吉田製作所	20200BZZ00109000	平成2年1月	歯頸部楔状欠損あるいは歯肉退縮による歯根露出で、冷温水刺激等外来刺激に反応
Nd:YAGレーザー	1.064	インパルスデンタルレーザー	インサイシブジャパン㈱	21700BZY00507000	平成17年10月	生体組織の切開、止血、凝固、蒸散〈歯肉および口腔粘膜（軟組織に適用）〉

注1：承認年月日は最新の一部変更の期日の場合がある。（最初の承認日とは限らない）

各レーザーは波長によってそれぞれ、表面吸収性レーザー（炭酸ガスレーザー・Er:YAGレーザー）と組織透過性レーザー（半導体レーザー・Nd:YAGレーザー）に分類ができる。

表面吸収性レーザーと組織透過性レーザーでは、組織に照射した場合の反応が異なり、症例によって使い分けるのがよいと思われる。

一例として、粘液嚢胞を波長の異なる3つのレーザーで摘出した症例をあげると、

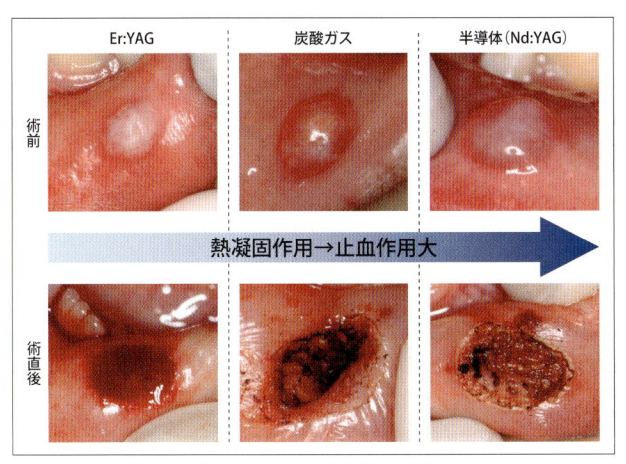

図1　熱凝固作用の大きいものは止血作用が大きい。
文献1)より引用改変

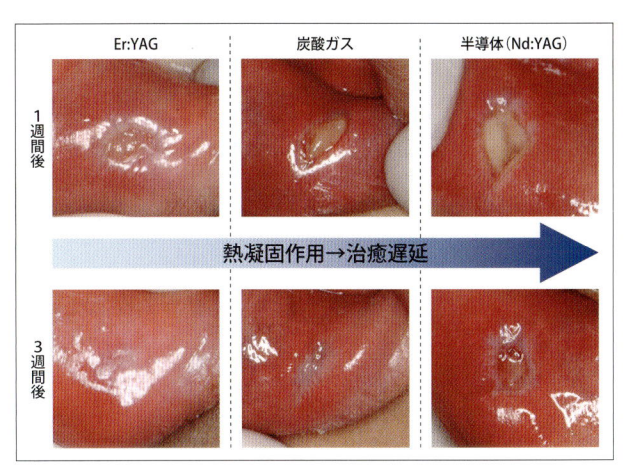

図2　熱凝固作用が大きいものは治癒が遅い。止血ができ治りの早い波長はない。
文献1)より引用改変

波長により術中、術後の経過に相違があることがわかる（**図1・2**）。

これは軟組織に与える熱の影響がレーザーの波長によって異なるためで、臨床において止血や治癒にかかわり症例に大きな変化を呈する。また同じ波長であっても、レーザーを直接照射するか、間接的に照射をするかによって違いが生まれる。

1. Er:YAGレーザーの臨床応用

Er:YAGレーザーは広い範囲の症例で応用されており、硬組織の蒸散、歯周疾患、軟組織の切開・蒸散・凝固と応用範囲が広く、下記のような症例に応用されている。

● **硬組織疾患**
- う蝕除去
- くさび状欠損の表層除去

● **歯周疾患**
- 歯周ポケットへの照射
- 歯石除去
- ポケット掻爬
- 歯肉整形
- フラップ手術

● **軟組織疾患**
- 小帯切除
- 歯肉切開・切除
- 口内炎の凝固層形成
- 色素沈着除去

（1）硬組織症例

　チップはう蝕面に対して、直接コンタクトでチップを接触させ小さな円を描くように軽く触れるように操作し、う蝕の蒸散を行う。絶えず蒸散している面に水が濡れてる状態を確認し操作を行う。硬組織照射時の痛みの回避には、注水量も大きくかかわるが、バキュームにて照射中の水を吸う時、窩洞面に十分な水がなくなり、痛み、炭化層が発生することがある。

　またチップの照射角度を変えて、照射しても痛みの改善が図れる。

　患者に対しては、音や振動がタービンと異なり治療に対しての恐怖感が少ない。

基本条件：40mJ〜250mJ（エナメル質・象牙質により異なる）
　　　　　　10ppsから25pps

使用チップ：C400F・C600F・C800F（400μm、600μm、800μm径、石英ファイバーチップ フラットカット）
　　　　　　注水下にて行う

症例1　 6̄|1級（ヒルサイド・デンタル・クリニック 津久井明先生症例提供）（**図3**）

27歳　男性　既往歴なし

使用チップ：C600F（600μm径、石英ファイバーチップ フラットカット）

使用出力：10pps　100mJ〜200mJ

術式：無麻酔にて、チップを遊離エナメル質の辺縁に軽く触れ、チップの先端から出ているレーザーを意識しながら、破砕してゆく。象牙質の場合はエナメル質に比べ水分量が多いので、出力はエナメル質に対してよりは、下げて使用する。今回の場合において浸潤麻酔は必要なかった（**図4**）。

残存カリエスがないか確認して、通法に従い充填を行い研磨した。Er:YAGレーザーを硬組織で応用する場合、スメアー層がないため酸処理は、必要としない（**図5・6**）。

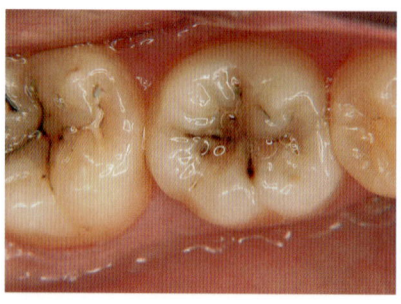

図3

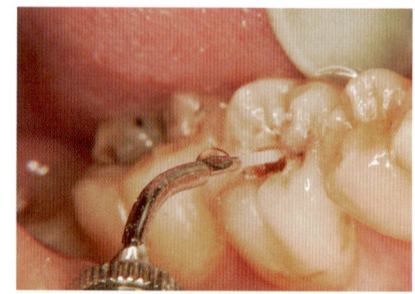

図4

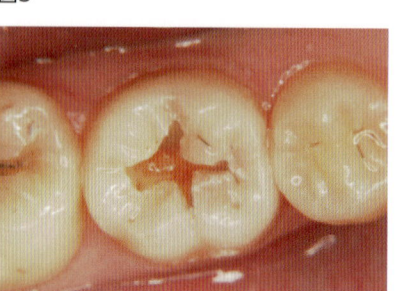

図5

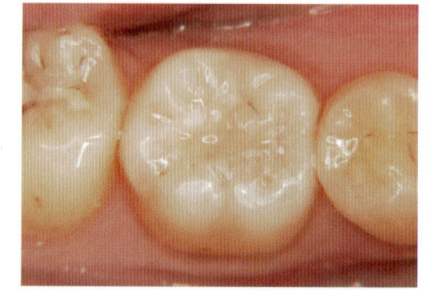

図6

図7

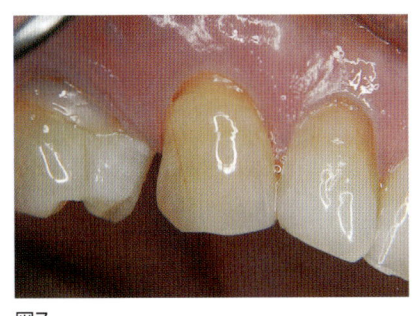

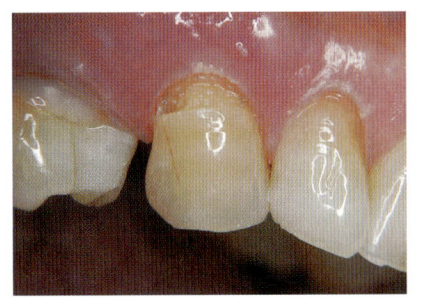

図8

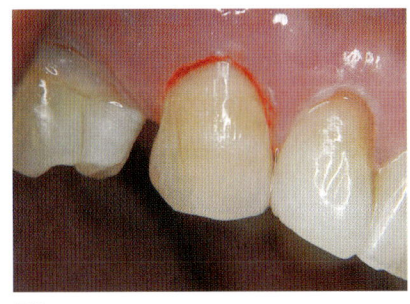

図9

症例2　3|5級

42歳　男性　既往歴なし

使用チップ：C600F（600μm径、石英ファイバーチップ フラットカット）

使用出力：20pps　60mJ～150mJ

術式：無麻酔にて、歯面に軽く触れるようチップを操作し歯面に対して、強圧を加えないようにチップを動かす。

回転切削器具を用いる場合、歯肉からの出血が問題になることが多いが、Er:YAGレーザーで行うと、歯肉のコントロールが容易である（**図7・8・9**）。

（2）歯周治療への応用

症例3　非外科で歯石除去およびポケット掻爬

　　　　（ヒルサイド・デンタル・クリニック 津久井明先生症例提供）

49歳　女性

現病歴：2ヵ月前より 7| に違和感があり、1週間前より咬合痛、及び歯肉からの出血があり受診。

既往歴：特になし

臨床所見：7| に歯肉に炎症があり、歯周ポケットは、最大で近心部位で8mm、BOP（＋）、動揺度1であった（**図10・11**）。

診断：慢性歯周炎

使用レーザーおよび条件：Er:YAGレーザー（アドヴェール Evo、モリタ製作所）使用チップ　PS600T（600μm径、石英ファイバーチップ 先端円錐加工）　出力　20pps　40mJ～80mJ　注水下

治療術式と経過：プロービングにて根面の粗造性を確認後、無麻酔下にて、PS600T

図10

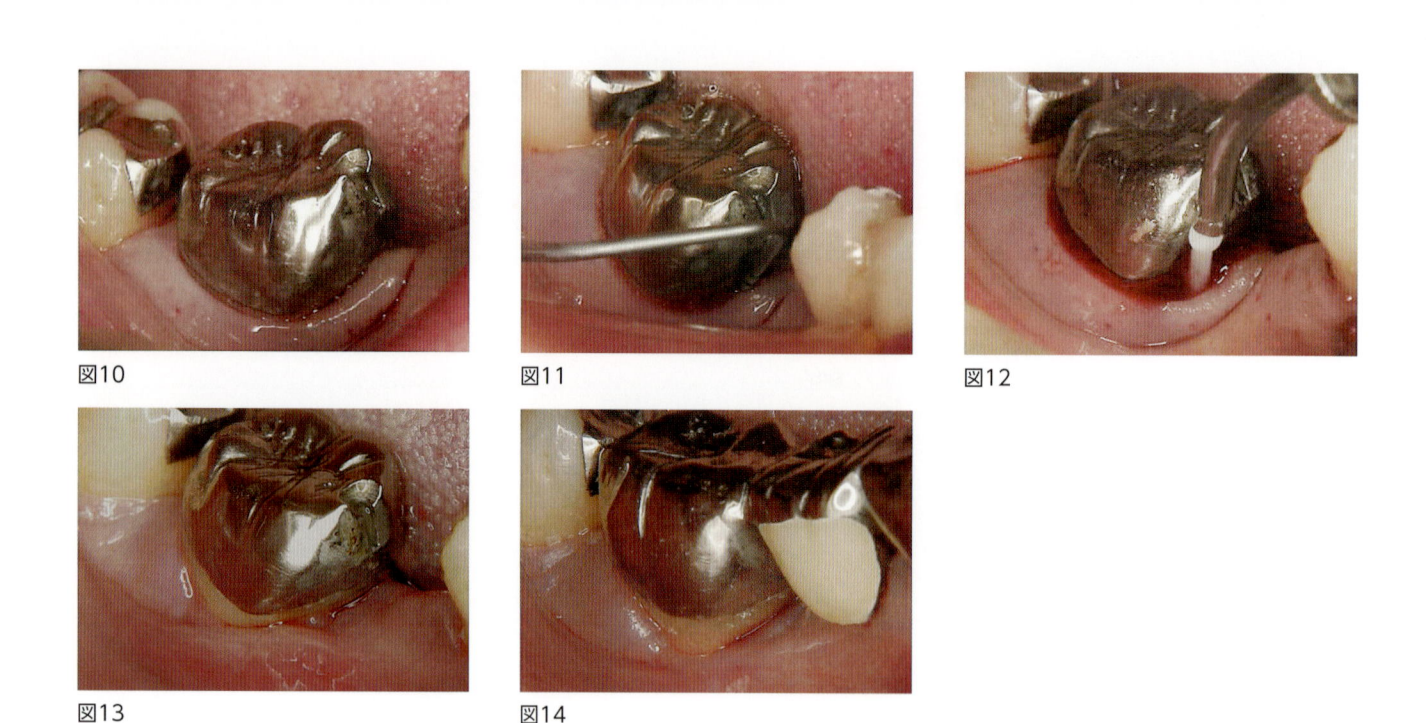

図11

図12

図13

図14

　チップを挿入しポケット上縁部より根面の歯石除去及びデブライドメントを行う。チップ先端で歯石を触知しながら、歯石を蒸散し除去する（**図12**）。
　またポケット内縁上皮の蒸散も同時に行う。術後2ヵ月、歯周ポケットは3mm、BOP（−）、動揺度0（**図13**）、の安定した状態になり、3ヵ月後、補綴処置を行った（**図14**）。
　治療上のポイント：Er:YAGレーザーを使用した歯石除去では、ハンドスケーラーでの歯石除去とは異なる点がある。ハンドスケーラーではポケット底部から上部へ引くことで歯石を除去するが、レーザーでは上部から順次歯石を蒸散していかなければ、効率的な歯石除去はできない。また術前に計測したポケット底を超えないようにレーザーチップの操作に注意しなければならない。また根面に対しチップの角度が重要で、根面に対し30〜60°が歯石除去効率はよく、根面に損傷を与えづらい。
　ポケット照射のメリットは以下のような点にある。

・照射面には、重篤な熱障害・スメヤー層がなく、殺菌効果・無毒化が期待できる
・歯肉壁内面及び骨欠損部の炎症性肉芽組織の除去
・歯根面の蒸散はセメント質内で、歯周組織の付着を妨げることなく、SRPと同等以上の新生セメント質形成を伴う結合組織性付着が認められる
・保険導入されている

（3）軟組織処置

軟組織への応用では以下のような特徴がある。

・軟組織では縫合は必要ない
・切れ味と切り方の自由度が他のレーザーに比べれば大きい
・出血をコントロールできる
・精度が高い蒸散ができるので、安全性が高い

図15

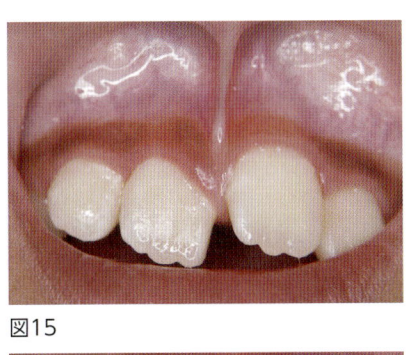

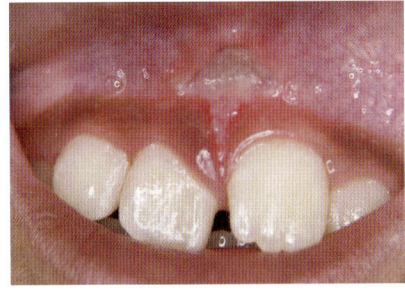

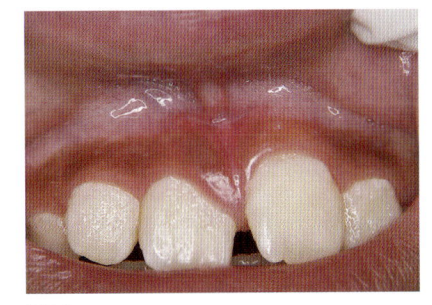

図16

図17

図18

・術者の練度差が少ない

症例4　上唇小帯形成術

8歳　女性　矯正医からの依頼

出力条件：25pps　40mJ　非注水　S600T（600μm径、石英ファイバーチップ　先端円錐加工）

術式：浸潤麻酔を行った後、上唇を吊り上げ小帯にテンションをかける。

チップの先端を軽く触れるようにし、ゆっくりと切ってゆく。

1回で深くいれるのではなく、切開面を観察しながら切開を加える。

切除面に、炭化層や変性層が見られないのが特徴である（**図15・16**）。

翌日には、術後の痛みもなく状態は落ち着いている（**図17**）。

1週後の良好な状態である（**図18**）。

2. 炭酸ガス（CO_2）レーザーの臨床応用

（1）臨床における炭酸ガスレーザー使用上の注意点

　前癌病変もしくは疑わせる病変への照射は、癌性細胞を活性化することがある。

　発癌に対する考え方として、DNAは0.26μmに吸収のピークを持つことが知られている。炭酸ガスレーザーの波長は10.6μmであり波長の長い光線はほとんど核酸に吸収されないとされていて安全性が高いと言える。しかし、細胞を活性化することも言われており注意が必要である。骨への高出力長時間の照射は骨細胞を破壊し腐骨形成の可能性がある。

　光沢のある器具はレーザー光を反射するので注意する。専用防護メガネの着用は

必須である。ガイド光で照射部位を確認したうえでレーザーを照射する。光を反射するミラーや金属に炭酸ガスレーザーを照射すると反射して思わぬ方向に光が行くことがある。レンズで集光しているため焦点を過ぎると拡散するので注意が必要である。

炭酸ガスレーザー照射により生じる疼痛は、最初機械的刺激に対する疼痛で、その後は温熱刺激による疼痛であることが示唆されており、炭酸ガスレーザー照射による熱の蓄積を少なくするために、エアー照射ならびにヘッドを動かすことにより、1点にレーザーが集中しないようにすることが必要である。

生活歯に炭酸ガスレーザーを照射すると、疼痛を訴えたり、エナメル質が白く融解したり、象牙質が黒く蒸散されることがあるため、歯質への照射は注意して行う必要がある。

炭酸ガスレーザー照射時、照射部冷却と反射ミラーの防湿のためエアーがでている。エアーの出力が強い場合があるので、気腫を起こさないようにエアーの出力・方向に注意する。

歯肉等組織を蒸散する時は、飛散する煙や蒸散微粒子には生物微粒子を含んでいる可能性があるため必ず吸引すること。

マイクロスコープを使用することが増えてきているが、炭酸ガスレーザーはほとんどがガラス・プラスチックで吸収されるため危険性は少ないが、側面からの入光も考えられるため使用時には専用フイルターもしくは防護メガネの着用が必要となる。

炭酸ガスレーザーは表面吸収性レーザーなので低出力で、使用する場合明確な禁忌事項は特にない。注意事項は機種によって出力などが異なるので使用説明書を十分確認しておく必要がある。

症例5　舌小帯短縮症
　舌小帯短縮症：舌小帯は舌下面正中部と下顎舌側歯槽部を繋いでいる索状物で、舌下面において舌尖近くまで付着している場合には舌の運動障害がみられる。舌を前方突出させたとき、舌尖が陥凹しハート形になることが特徴的である。舌の運動障害にて、発音障害や、乳児期には哺乳障害がみられることがある。また、下顎義歯の装着が不安定になることがある。治療は形成術を行う。治療時期は哺乳障害をきたすほどの高度であれば早期に、発音に影響がある場合も可及的早期に行うことが望ましい。幼少期は治療に協力が得られないことが多く、危険回避のため鎮静下で行うことが望ましい。

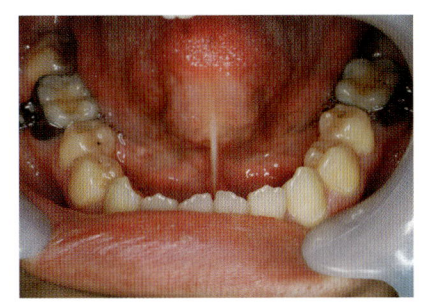

図19　舌小帯により舌の上方への可動域が制限されている。

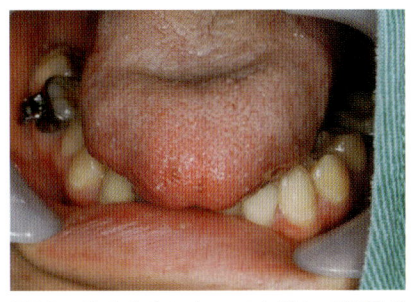

図20　前方突出においても著しく制限がみられる。また舌尖が陥凹し、ハート形を呈している。

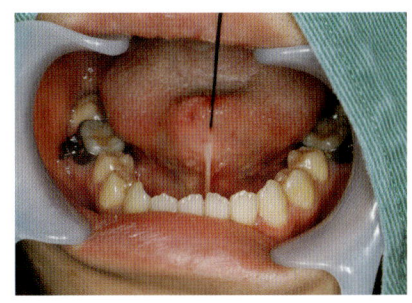

図21　舌尖に糸を通し、舌を上方に牽引しながら手術を進める。

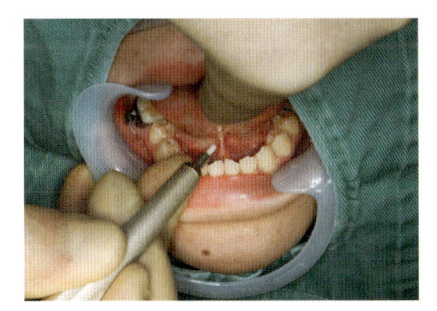

図22　舌下面に沿って少しずつ切離を進めていく。

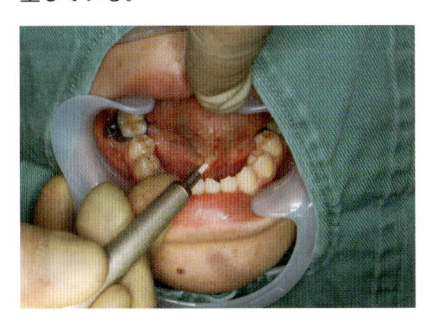

図23　切離を進めていくと切離面は菱形を呈するようになる。出血はほとんどない。

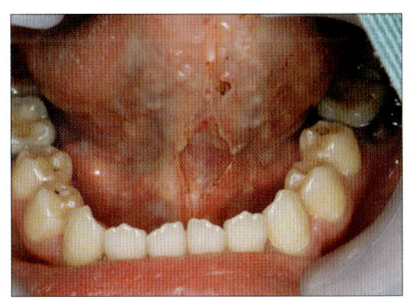

図24　切離終了時。菱形の切離面に出血は認められない。このまま縫合せずに終了した。

19歳　女性

現病歴：開咬症、骨格性下顎前突症にて、外科的矯正手術予定で矯正歯科にて術前歯列矯正を行っていた。舌の運動障害を自覚していたが、生活に支障ないため放置していた。しかし、一部発音不明瞭があり、開咬症のほか、舌小帯短縮にも原因があると考えられ、外科矯正手術前に小帯形成術を行うこととなった。

既往歴：特になし

臨床所見：舌小帯は舌尖付近まで付着し、舌の上方および前方の可動域の制限が認められた（図19・20）。

臨床診断：舌小帯短縮症

使用レーザーおよび条件：CO_2レーザー（ベルレーザー、タカラベルモント）、セラミックチップ（直径0.8mm）、出力4～5W、連続波。

手術および経過：はじめに舌尖部に局所麻酔を行ってから、縫合糸を通し舌を牽引できるようにした（図21）。舌を上方に牽引し舌小帯を緊張させ、舌小帯周囲に局所麻酔を行った。舌小帯を緊張させたまま、舌下面に沿って水平方向にレーザーを照射し切離を行った（図22・23）。切離面は菱形を呈し、徐々に舌の可動範囲が拡大していく。舌を上方や前方に牽引し、その可動範囲を確認しながら切離を進めた。切離後、出血がないことを確認し、縫合を行わず終了した（図24）。1週後の切離面は上皮化がまだみられなかったが（図25）、4週後には完全に上皮化し、瘢痕拘縮も認められなかった（図26）。舌の可動域は十分に保たれていた（図27）。

治療上のポイント：鋼刃メスにおける手術との違いは切離後の出血である。鋼刃メスでは出血がみられるので、緊密な縫合が必要になる。レーザーでは縫合が不要である

81

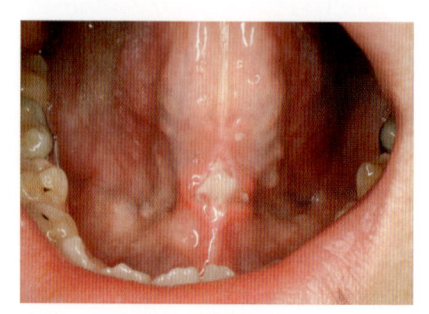

図25 術後1週。切離面はまだ上皮化しておらず、苔様物質に覆われている。

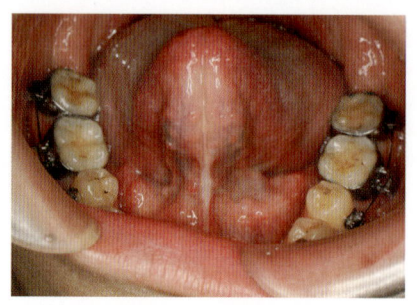

図26 術後4週。創は完全に治癒している。瘢痕拘縮も認めない。

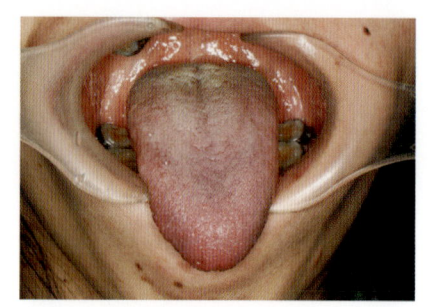

図27 術後4週。図20と比較し、十分な舌の前方可動域を得た。

が、再癒着の可能性も考慮する必要がある。舌小帯の下方近傍には舌下小丘や顎下腺管が存在する。舌小帯切離時には不用意にそれらを傷つけないよう、十分な解剖知識が必要である。

上唇小帯付着異常の場合も同様にレーザーにて切離を行うことは有用で、付着歯肉部では蒸散を行うこともある。

3. Nd:YAGレーザーの臨床応用

(1) Nd:YAGレーザーの長所短所

Nd:YAGレーザーは波長1.064μmの近赤外線領域にあたる不可視光である。発振形式は連続波・パルス波があり、連続波ではレーザーが一定の出力で常に発振され続けるのに対し、パルス波では間歇的に発振される。

・近赤外域の組織透過性レーザーであり、組織活性化・治癒促進・疼痛緩和・鈍麻効果・加温、血流改善等に利用される。凝固止血や外科手術にも効果的である
・組織表面に色素塗布やチップ先端を黒くし（コルクや感熱紙などに軽く触れ先端を黒くする）、レーザー光が色素に吸収される性質を利用し、う蝕予防（歯質の改変や耐酸性の獲得）・殺菌効果・軟組織の蒸散などに応用される。また金属への吸収効果もあり補綴装置などの溶接を可能にする
・導光方式はファイバー先端加工が可能な極細の石英ファイバーなので、軽くしなやかな優れた操作性により、歯内療法やポケット内処置にも威力を発揮する

症例6 口内炎

70歳　男性　既往歴なし

使用出力：2W　非接触にて使用

術式：患部から数cmほど離し、炎症部全体に2分間ほど照射する。患部が乾燥し、薄く膜が張った感じになったら終了する（**図28・29**）。

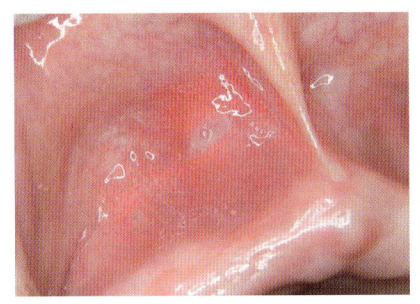

図28　術前

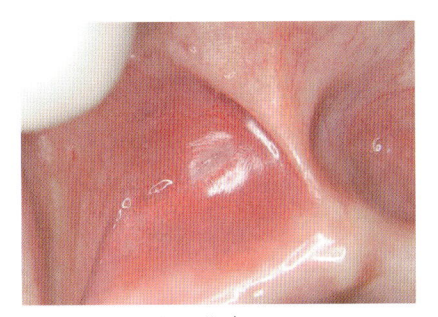

図29　術後　薄い膜が見られる。

症例7　歯肉の出血と不快感

42歳　女性　既往歴なし

使用出力：5W

術式：チップ先端を黒化（ホットチップ）し、炎症のある歯肉に軽く触れ、蒸散する一点に集中しないように素早く操作を行う（**図30・31・32**）。

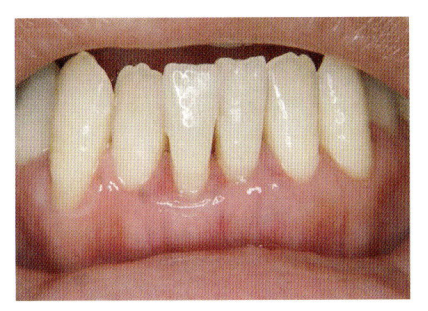

図30　術前

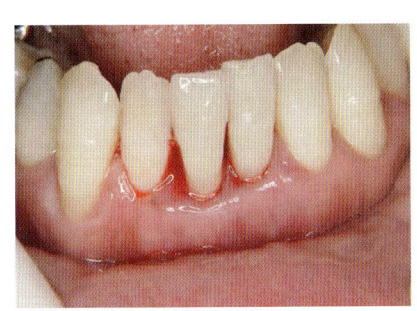

図31　術後

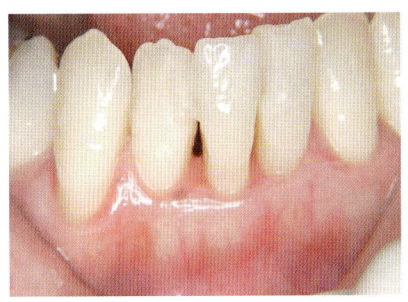

図32　1週間後不快感もとれ出血も止まった。

症例8　疼痛と不快感（LLLTとしての応用）

7歳　男性　既往歴なし

使用出力：3W　非接触

術式：数cm離して、3分照射後、不快感は除去された（**図33**）。

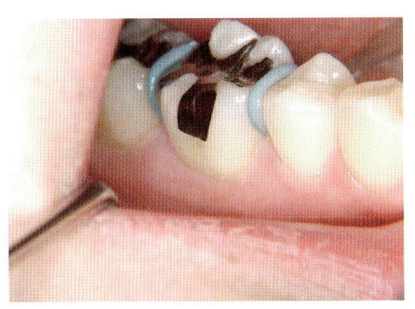

図33

4. 半導体レーザーの臨床応用

（1）半導体レーザーの特徴

　ハードレーザーとして、口腔内の止血、凝固、切開、蒸散を目的とする軟組織疾患の応用とソフトレーザーとして、止血、口内炎、口角ビランに使用。

　照射方法としては、接触してハードレーザーとして使用し、非接触にてソフトレー

ザーとして応用する。

またこの波長は色素選択性があり、特異的に黒色に反応を起こすのでチップ先端を黒く（コルクや感熱紙などに軽く触れ先端を黒くする）しておくと、表面吸収性のレーザーのような使用感になる。

症例9　萌出不全の為の切除（ハードレーザーとしての応用）

6歳　男子　特記事項なし

使用出力：3W　CW（連続波）

術式：浸潤麻酔後チップ先端を黒くし、萌出してくる歯牙の切端を軽く触れながら動かす。出血もなく、術後疼痛もなかった（**図34・35**）。10日後萌出してきた。歯牙に為害作用はなかった（**図36**）。

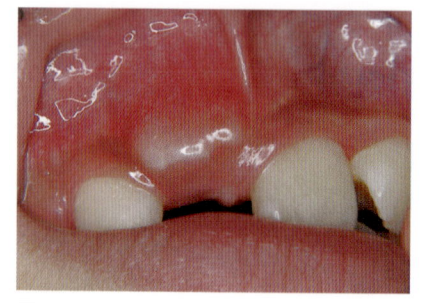

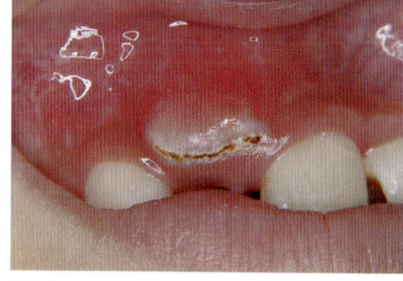

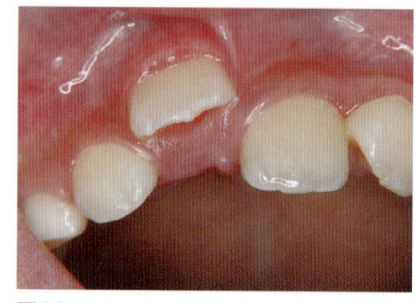

図34

図35

図36

症例10　止血

72歳　男性　特記事項なし

術式：P3にて⌊1を通法にて抜歯を行い止血する（**図37・38**）。

3W　CW（連続波）にて、非接触で小さな円を描くように照射を行う。

表面が乾燥しチジミ状になるのを観察したところで照射を終える（**図39**）。

今回の場合下顎に義歯がなかったので、圧迫止血を行いにくいがレーザーを応用することによりに容易に止血ができた。予後も良好であった。

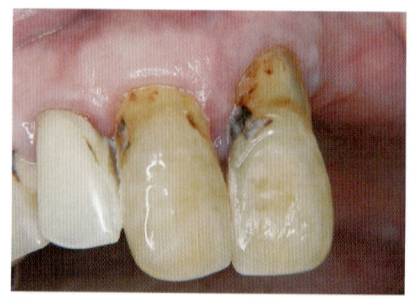

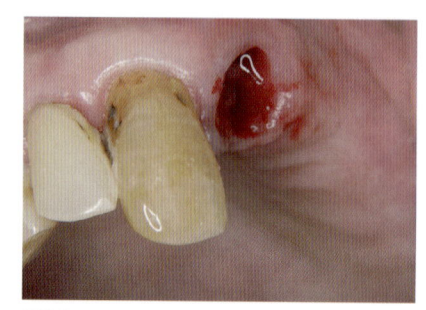

図37

図38

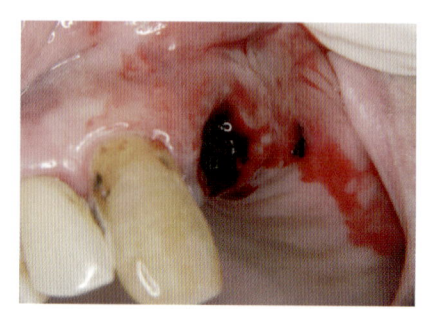

図39

症例11　口唇腫瘍（下唇部線維腫）

口唇腫瘍：口唇部に発生する腫瘍は多種みられるが、主なものでは上皮性腫瘍である乳頭腫、間葉性腫瘍では線維腫、脂肪腫、筋腫、血管腫、リンパ管腫などがあり、これら良性腫瘍のほか、扁平上皮癌などの癌腫や肉腫もみられることがある。切除を

行うにあたり、良性・悪性の的確な診断が必要であることは言うまでもない。腫瘍が外向性増殖を示す場合は比較的切除範囲の設定が容易であるが、腫瘍の種類によっては内向的増殖や漫性増殖を見るものがあり、レーザー手術は慎重に判断し決定する必要がある。また、腫瘍のほかに粘液囊胞や白板症（前癌病変）なども口唇に腫瘤を形成することがあり、鑑別が必要である。

　線維腫：線維性組織の増殖からなる良性腫瘍で、口腔粘膜に生ずる腫瘍性病変のなかで最も多い。多くは局所刺激による反応性増殖（線維性結合組織の過形成）と考えられ、真の腫瘍は少ない。好発部位は歯肉、舌、頬粘膜、口蓋、口唇で、慢性機械的刺激を受けやすい部位に多い。義歯の刺激によって生じたものを義歯性線維腫ともいう。好発年齢は30～50歳である。表面は健常粘膜に覆われ、半球、結節あるいはポリープ状をなし、小豆大から鶏卵大の大きさを呈す。硬度は弾性硬あるいは弾性軟であり、無痛性で、発育は緩慢である。治療は外科的な切除を行い、原因となる刺激を除去すれば再発は少ない。

45歳　男性

現病歴：約5年前に下唇右側を誤咬したのちに、同部に硬結を自覚するようになった。さらに腫瘤を形成し、徐々に拡大するも、疼痛ないため放置していた。しばしば誤咬を繰り返していた。今回歯科受診の際に治療をすすめられ受診となった。

既往歴：特になし

臨床所見：下唇右側　4̄3̄ 相当部に弾性軟でポリープ状の腫瘤を認めた（**図40**）。大きさは長径15mm、短径10mmで約10mm膨隆していた。腫瘤表面は粘膜色で、角化がみられた。また、3̄ 唇面と思われる圧痕がみられた。弾性軟で可動性があり、圧痛はみられなかった。4̄ の舌側転位、5̄ の著しい唇側転位のため 3̄ 下方に空隙が存在し誤咬しやすい口腔環境であった。

臨床診断：下唇腫瘤　線維腫疑い

使用レーザーおよび条件：半導体レーザー（オサダライトサージスクエア5、長田電機工業）、石英ファイバーチップ（ファイバー径600μm）、出力3W、連続波。

手術および経過：腫瘤の茎部に予定切除ラインを描記したのち（**図41**）、局所麻酔を

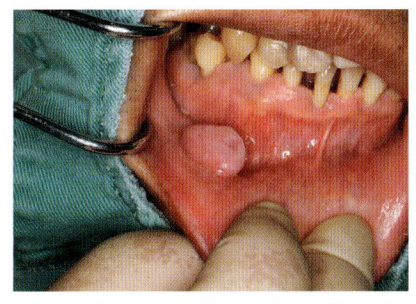

図40　下唇右側にポリープ上の腫瘤を認める。

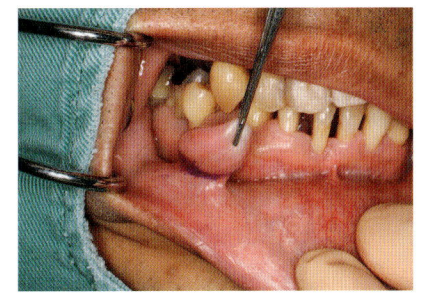

図41　腫瘤を牽引し、頸部に予定切除ラインを描記。

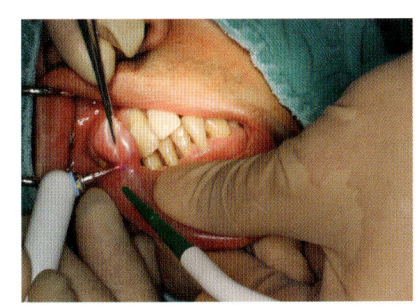

図42　レーザーにて切除。

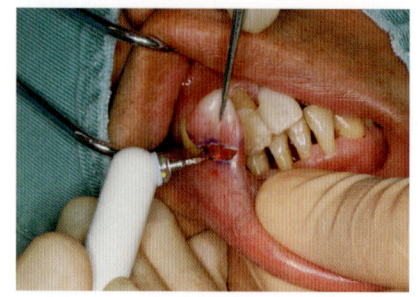

図43 徐々に深部まで切除を進めていく。

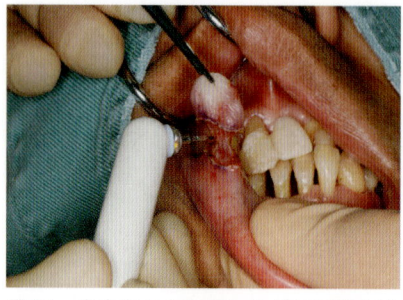

図44 全方向から目視しながら切除を進める。

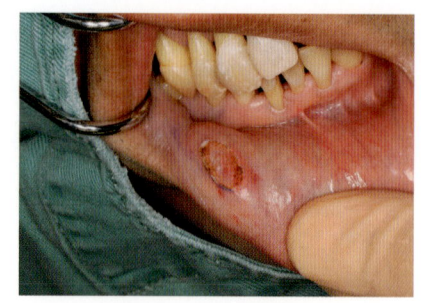

図45 切除後の状態。出血はみられない。

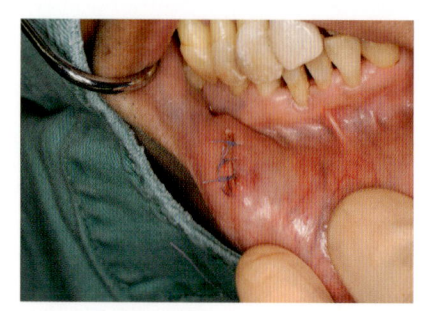

図46 縫合後の状態。

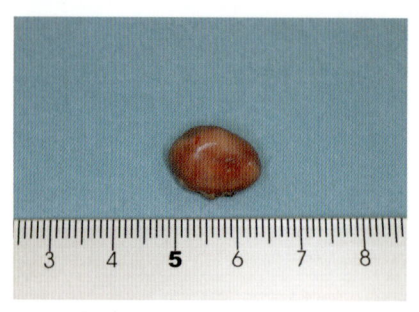

図47 切除物。

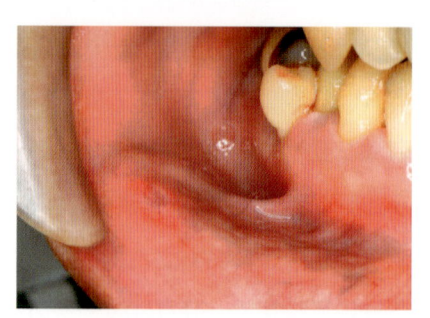

図48 術後18日目の創の状態。上皮化が徐々に進行している。

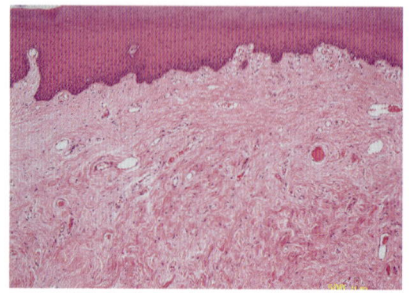

図49 病理組織学所見。粘膜上皮下に膠原線維に富んだ線維性組織の増生がみられる。

行った。腫瘍を攝子にて把持し、上方に牽引しながらレーザーにて切除を行った（図42～44）。切除は表層から徐々に深部に到達するように、全方向から切除を進めていく。切除後、創は縫合を行った（図45・46）。術後18日目では創部は順調な治癒過程をたどっていた（図48）。

病理組織学的診断：線維腫（図49）

治療上のポイント：口唇を展開したり、腫瘍自体を把持することで、容易に腫瘍の位置を変化させ多方向から直視することができるほか、手術操作しやすい位置にすることが可能である。一方腫瘍の固定性がないため、手術操作時には術者のほかに助手が必要となることが多い。多方向から容易に術野を目視することができるため、確実な切除を行いやすい。切除後の出血はほぼ抑えることができるが、口唇は可動性があるうえ、容易に大きく腫脹するので、縫合を行い創が大きく哆開することを予防する。

症例12 口蓋腫瘍（口蓋部義歯性線維腫）

口蓋腫瘍：口蓋部に発生する腫瘍には、良性腫瘍では乳頭腫、線維腫、脂肪腫、多形性腺腫、神経線維腫、血管腫などがある。また、種々の癌腫、肉腫もみられる。外

科的切除を行うに際しては診断が重要で、必要に応じ生検を行う。腫瘍が口蓋骨を超え鼻腔や上顎洞に至るものもあるので注意が必要である。軟口蓋や口蓋扁桃付近に位置する場合は、安全性を考慮し全身麻酔下にて施術することが望ましい。

義歯性線維腫：不適合な床義歯、特に欠損歯数の多い義歯を長年使用することで生じる病変であり、慢性機械的刺激による反応性結合組織の増殖で、真の腫瘍性病変ではない。正常な粘膜色を呈した、比較的弾力性のある腫瘤で、粘膜面から分葉状、弁状に隆起しているものが多い。自覚症状は乏しく、治療は外科的切除を行う。

47歳　女性
現病歴：3年前より硬口蓋部に腫瘤の存在を自覚していたが、疼痛などの症状はなく放置していた。今回歯科医院にて腫瘤の精査を勧められ、受診となった。初診時上顎は無歯顎で全部床義歯を装着していた。義歯は約10年の装着歴がある。腫瘤の大きさは、自覚した3年前からほとんど変化ないとのことだった。
既往歴：特になし
臨床所見：左側硬口蓋部に15mm大の扁平で有茎性の腫瘤を認めた（図50）。表面は正常粘膜様で、可動性に乏しく、弾性軟を呈していた。圧痛もなく、全部床義歯を装着すると完全に義歯床に被覆されていた。
臨床診断：口蓋腫瘍　義歯性線維腫疑い
使用レーザーおよび条件：半導体レーザー（オサダライトサージスクエア5、長田電機工業）、石英ファイバーチップ（ファイバー径600μm）、出力3W、連続波。
手術および経過：有茎性の腫瘤の茎部周囲に局所麻酔を行った。腫瘤を把持し、茎部を明示、同部をレーザーにて切除した（図51）。切除面は縫合を行わず、止血されていることを確認し終了した（図52・53）。
病理組織学的診断：線維腫（図54）
治療上のポイント：口蓋粘膜は可動粘膜ではないため、術後一次閉創は困難である。そのため、レーザー外科、とりわけ止血に優れる半導体レーザーは有用と考える。本症例では腫瘤の大きさは約10mmであったが、有茎性でその茎部の幅は3mm程度で

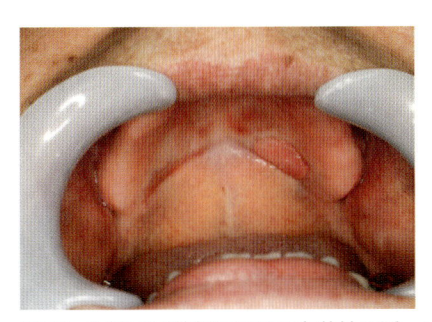

図50　左側硬口蓋部に扁平な有茎性の腫瘤を認める。腫瘤の咽頭方には義歯床縁に相当する圧痕がみられる。

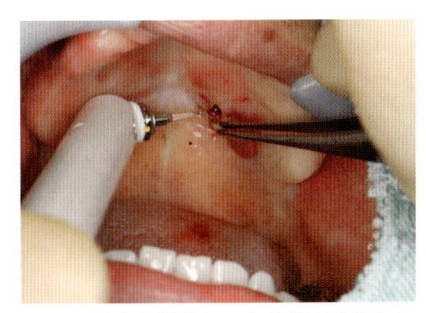

図51　腫瘤を把持し、有茎部を確認しながら、その基部で切除を進める。

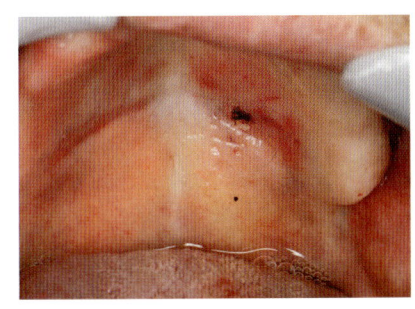

図52　腫瘤は義歯にて圧平され、長径15mmあったのに対し、茎部は5mmであった。出血はみられず、縫合せず終了とした。

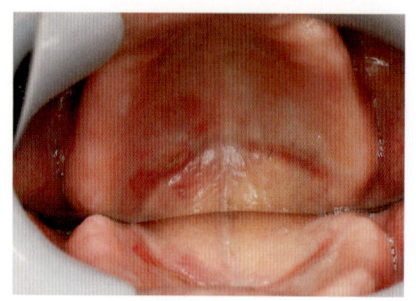

図53（鏡像） 術後1日目の創の状態。苔様物にて覆われている。

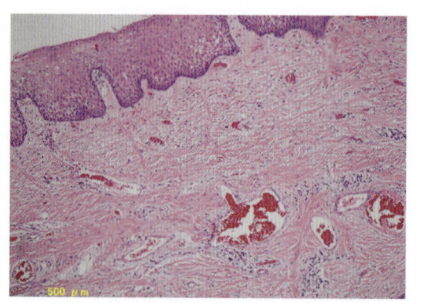

図54 病理組織学所見。上皮直下に軽度の炎症性細胞浸潤をともなう線維性組織の増生が認められる。

あった。腫瘤は義歯により圧平されており、茎部は腫瘤下に被覆されていたため、手術時には腫瘤端を牽引し、茎部を明示させる必要があった。

症例13 歯肉息肉・智歯周囲炎等における歯肉切除術

13歳　女性

現病歴：歯列不正にて近在矯正歯科医院にて歯列矯正治療を行っていた。7┐は歯冠の一部は萌出していたが、まだ低位であった。今回7┐に矯正装置を装着するため、周囲歯肉切除依頼で受診となった。

既往歴：特になし

臨床所見：7┐は萌出途中で、近心の歯冠は萌出していたが、遠心は歯肉に被覆されていた。被覆歯肉下にポケットを形成していたが、明らかな炎症所見はみられなかった（図55）。

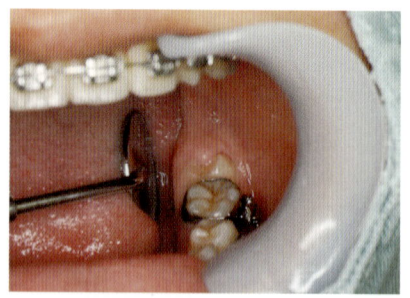

図55 萌出不全の7┐遠心部に咬合面を覆う歯肉を認める。

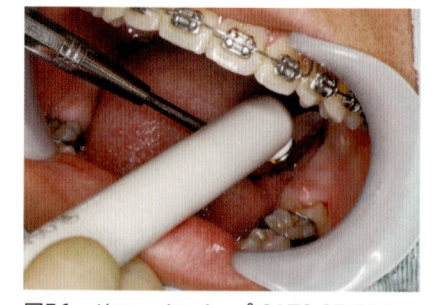

図56 サファイアチップ SATS 07 52014 を使用し、連続照射モード3Wにて歯肉切除。

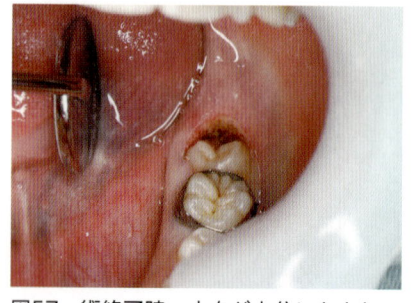

図57 術終了時　止血が十分になされている。

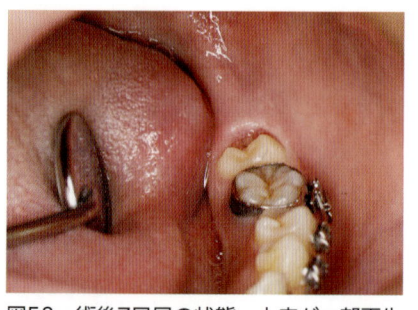

図58 術後7日目の状態　上皮が一部再生している。

88

臨床診断：┌7 萌出遅延

使用レーザーおよび条件：半導体レーザー（オサダライトサージスクエア5、長田電機工業）、石英ファイバーチップ（ファイバー径600μm）、出力3W、連続波。

手術および経過：切除予定部周囲に局所麻酔を行い、レーザーにて歯肉を切除した（**図56**）。縫合は行わず、止血確認し終了とした（**図57**）。術後7日目では切除部は一部上皮化がみられ、良好な治癒経過を認めた（**図58**）。

治療上のポイント：歯肉切除時には、歯髄への熱影響がないように、チップを必要以上に歯に接触させないこと。また、歯の遠心において、骨にチップを接触させると骨壊死を生じる可能性があるため、注意が必要である。

（篠木毅、大浦教一〈日本レーザー歯学会研修・安全講習委員会〉、
黒岩裕一朗、吉田憲司、杉田好彦、前田初彦、田中秀生）

〈参 考 文 献〉

1) 加藤純二，粟津邦男，篠木毅，守矢佳世子 編著：一からわかるレーザー歯科治療，医歯薬出版．東京，4-6，2003．
2) 吉田憲司：口腔外科領域におけるレーザー治療と課題．日本歯科医師会雑誌，64：1231-1240，2012．
3) 吉田憲司：レーザー治療．口腔科学（戸塚靖則，髙戸 毅 編），第1版，朝倉書店，東京，409-412，2013．
4) 吉田憲司：レーザー療法．標準口腔外科学（野間弘康，瀬戸晥一），第3版，医学書院，東京，468-472，2004．

5

LLLTの基礎と臨床

5 LLLTの基礎と臨床

　LLLT（Low reactive Level Laser Therapy：低反応レベルレーザー治療）は、生体に弱い強度のレーザーを照射し光化学作用、生体刺激の反応により、創傷治癒促進、消炎・鎮痛、末梢神経の賦活、組織の血流・循環改善など臨床効果を得ようとする治療法の呼称である。

　1968年にハンガリーのMesterが、マウス背部を剃毛し低エネルギールビーレーザーを照射したところ、発毛が促進することを発見した。これを契機に難治性皮膚潰瘍治療をはじめとする、低エネルギーレーザー照射による生体反応を応用した基礎的・臨床的研究が行われるようになり、現在に至っている。

　Mester[1]はLLLTの生体活性化効果として、(1) コラーゲン新生の促進、(2) 酵素活性の冗進、(3) 血管の再生促進、(4) 血流の改善、(5) 細胞分裂の活発化、(6) 生体活性物質の産生を挙げている（**図1**）。

> (1) コラーゲン新生の促進
> (2) 酵素活性の冗進
> (3) 血管の再生促進
> (4) 血流の改善
> (5) 細胞分裂の活発化
> (6) 生体活性物質の産生

図1　LLLTの生体活性効果
（参考文献[1]より引用改変）

　文献記述等でLow Power Laser Therapy、Soft Laser Therapy、Cold Laser Therapy、Low-Energy Laser Therapy、Low Intensity Laser Therapyなど幾多の同義語が頻出しているが、近年では"LLLT（Low Level Laser Therapy）"が世界でも広く使用されている。

POINT

Low reactive Level Light Therapy：
これまで"LLLT"の呼称は、使用する装置の光源がレーザーであることを前提として用いられてきた。しかし近年では、レーザー光源の代用としてLED（Light Emitting Diode）や他の光源装置を用いてLLLTを行う報告があり、これらを総称して、"Low reactive Level Light Therapy"と呼称されることがある。文献記述を参考する際には、単に"LLLT"と略記されていても、光源が"Laser"か"Light"なのか、"Light"であれば具体的に何の光源を対象としているのか理解する必要がある。

1. LLLTに使用されるレーザー装置

　医療機器としてLLLT用に製品化されている主な装置は半導体レーザー、He-Neレーザーである。レーザー光が生体に照射されると、レーザー光は生体組織表面において反射、吸収あるいは透過する。これらの現象はレーザーの波長によって異なり、LLLTに適用されるレーザーは、水とヘモグロビンに吸収されにくく組織の深部にまで透過性に優れている近赤外領域の波長（0.79～0.904μm）が最適と考えられてきている。

　半導体レーザーは発振媒体が異なるものが多数あり、発光波長も赤外から赤色域、青色域まで幅広い。臨床用には、波長0.83μm近傍のGaAlAs半導体レーザー装置と波長0.6328μmのHe-Neレーザー装置が多用されている。

　薬事承認機器として象牙質知覚過敏症の疼痛緩和、口内炎、創傷治癒促進など歯科領域におけるLLLTの目的に、かつては数機種のHe-Neレーザー、半導体レーザー装置が国内で市販されていたが、現在では歯科用として市販されているのは半導体レーザー装置1機種のみである。医科領域においては、LLLT目的に照射出力が数百mW～1Wの半導体レーザー装置がペインクリニックを中心に臨床応用されている。出力増加に伴い、より高い臨床効果が得られるとの報告があり、出力10Wの半導体パルスレーザー治療器（1Wの連続照射に加え、ピーク出力10Wのパルス照射が可能）も市販されている。このような機器では、ピーク出力を高くしているが、パルス照射を行うことにより組織学的変化は生じない。現在では連続照射時の照射出力500mW以下（半導体レーザー装置など）で照射部位における組織学的変化が可逆的なものをLLLTと定義する考え方が一般化している。

　一方、海外においては、同一機器でLLLTのみではなく、3W程度の出力で切開、止血、凝固などの処置や歯の漂白処置の光源としての用途を兼ね備えた、携帯型、充電方式で低価格の歯科用半導体レーザー装置が開発されている。国により医療機器の承認制度が異なるとはいえ、わが国においても多用途の装置が使用できれば便利である。

2. 波長と細胞生物学的作用

　水やヘモグロビンに吸収されにくい近赤外領域の波長（0.79～0.904μm）は、He-Neレーザー（波長0.6328μm）と比較して生体組織の深達性が高く、LLLTの治療効果に優れているという解釈がこれまでの通説とされてきている。実際、この説明理論を裏付けるような基礎的研究や臨床効果が得られたとする多数の報告があり、さらには波長0.8μm近傍の半導体レーザーがLLLT用に開発、普及している根拠にもなっている。

　それではいわゆる表面吸収性のレーザーといわれる炭酸ガスレーザーやEr:YAGレ

ーザーにはLLLT効果はみられないのだろうか。神川[3]は、近赤外領域よりも長波長の炭酸ガスレーザー（波長 10.6μm）でもLLLTの効果が得られることから、生体刺激作用の波長依存性を主張するのは必ずしも妥当ではないと述べており、横瀬ら[4〜6]は、炭酸ガスレーザーを使用したLLLTに関する骨形成促進の細胞生物学的な作用機序に関する一連の基礎的研究と臨床応用でその有用性について報告している。また青木ら[7]は、低出力Er:YAGレーザー（波長 2.94μm）の生物学的効果について、レーザーの様々な臨床的効果は、単に波長特性からのみで単純に解釈できない場合も多いと述べており、生体組織の深達性が高い近赤外領域のレーザーがLLLTに優れているという従来の解釈理論には一考を要する。

3. LLLTにおける細胞生物学的応答と生体反応

　ヒトの体は、環境や体の内外からの刺激に応答し、抵抗、防衛して生体の機能を健全状態に保つようにホメオスターシス（恒常性維持機能）が備わっている。ホメオスターシスの働きには神経系、ホルモン系、免疫系の三系統があり、相互に関連しながらそれぞれの役割を担っている。LLLTは元来、生体が備えているホメオスターシスによる自然治癒、修復力を補完するものと考えれば理解しやすい。炎症で局所の発赤や血管透過性の亢進、疼痛など生体が過敏状態にあればLLLTにより消炎を図り正常化（ノーマライゼーション）しようとする作用が働く。一方、血流不全や局所の神経知覚障害など機能低下状態にある場合には、LLLTにより血流改善や神経の賦活を図り、機能低下を正常化しようとする二面性がある。LLLTには、これら病的状態にある生体を回復したり正常化しようとする作用が働くものの、健常な生体にLLLTを施しても生体生理学的な変化は生じないとされ、これを実証した研究報告も多数ある。またLLLTに関して、もう一つ知っておくべき重要な基本的事項として、"至適照射強度"のことがある。これは適切な照射強度〈パワー密度—単位面積（cm^2）あたりの光強度（W）で、単位は$W/cm^2＝J/(s・cm^2)$ —エネルギー密度と表される〉のレーザー照射は、細胞レベルあるいは生体の反応が活性化し、促進的に働くためLLLTによる効果的な作用を発揮するが、高強度のレーザー照射は、逆に抑制的もしくは停止、静止するように働く現象であり、一般にアルント・シュルツの法則（Arndt-Schulz rule）としてよく知られており、刺激の強度に応じた生体反応についての解釈をLLLTに当てはめたものである。これについても諸家らによく知られた事実であり、効果的に作用するLLLTの照射強度設定の参考としたり、LLLTの作用機序解明の実験系に組入れられ実証されている。守本ら[8]は、至適照射強度について過去の文献情報を集積し、細胞増殖作用、活性作用を示す強度は10^{-1}から$10 J/cm^2$程度であったと述べている。また著者は、Walsh J.L.らの報告を参考に波長、エネルギー密度（フルエンス）の相違による生体刺激効果について纏めているので参考とされたい[2]。

　LLLTの作用機序は、細胞レベルの単一反応ではなく、複数のシグナル伝達系、経

路を介して示されるため、実験的にそれらの一側面を定量的にとらえることができたとしても系統的に関連づけて解釈するのは困難である[8]。このような理由からLLLTの効果を検証するうえにおいては、論点が曖昧になることを避けるため、先ず培養細胞にレーザーを照射した実験系において直接的な一次的効果のみを考察することから試みられている。安孫子は培養細胞系を応用してレーザー照射の生物学的効果を証明した。その機序としてレーザー照射は種々の遺伝子発現を変動することを明らかにし、さらにレーザー照射により発現促進する遺伝子の探索にも成功している[9]。櫛引[10, 11]は、レーザー照射の生物学的効果について①細胞内受容体（チトクロムオキシダーゼ、ポルフィリン、フラビタンタンパク質など）の存在と光受容に続く生理活性変化、②レーザー照射後の細胞内シグナルカスケード（酸化還元回路、遺伝子転写因子、サーカディアンリズム）の変化、③レーザー照射後の遺伝子発現調節がそれぞれ相互に作用しながら細胞機能変化が起きていると述べている。

またLLLTの臨床効果は、創傷治癒、抗炎症、骨・関節、神経に対する作用など多岐に亘るため、これらを一括りには論じ得ない。したがって生物学的効果を検証するうえにおいては、期待される臨床効果ごとに取り組む必要がある。このようにLLLTの生物学的作用を体系的に理論付けるには多様な要因、背景があり困難を極めるが、作用機序の解明に向けてさらなる研究の進展が期待される。

4. 歯科、口腔領域におけるLLLT

国内では手頃な歯科用LLLT装置が入手し難いことが大きな理由と考えられるが、歯科、口腔領域におけるLLLTの研究や臨床応用は海外からの報告が多数を占めている。歯科、口腔領域におけるLLLTの研究動向と臨床応用について取り上げられている報告内容を**図2**に纏めた[2, 12, 13]。用いられている装置は、GaAlAs半導体レーザー装置が大半である。歯科用インプラントの骨結合促進[14, 15]や再生医療への展開[16]を示唆する基礎的研究も興味深い。

- 口腔粘膜炎（放射線治療、化学療法、造血幹細胞移植の副作用による口腔粘膜炎）
- 歯科矯正治療（歯列矯正時の疼痛緩和、歯の移動速度の上昇、骨の再生促進）
- 顎関節症（筋痛、顎関節痛の疼痛緩和、開口障害の改善）
- 抜歯後の症状軽減（抜歯後疼痛、術後腫脹の軽減）
- ビスホスホネート系薬剤関連顎骨壊死（BRONJ）
- 象牙質知覚過敏症
- ドライマウスの改善
- 歯周病（歯周炎の消炎、歯周外科手術後の治癒促進）
- 下歯槽神経障害による知覚鈍麻（知覚障害の改善）
- 顎骨延長における骨硬化期間の短縮
- 口腔灼熱症候群（バーニングマウス症候群）
- 歯科用インプラントの骨結合促進

図2　歯科、口腔領域におけるLLLTに関する報告（参考文献[2, 12, 13]より引用改変）

また近年、LED（発光ダイオード）を光源としたLLLT装置が海外において開発され、LED-LLLT（Low reactive Level Light Therapy）が歯科領域においても普及しつつある。

5. LLLTの利点、安全性と注意事項

　LLLTの利点は、①無痛的で生体に非侵襲的な療法である。②治療手技が簡便である。②非観血的な療法で感染の危険性がない。③目立った副作用がなく薬剤にアレルギーのある患者に使用可能なことが挙げられる。また抗凝固療法中の患者では注射針を刺入すると止血困難なことがある。このような患者には針の刺入を伴う局所麻酔によるブロックの代わりにLLLTを適用すると危険を回避できる。欠点としては、即時効果が得られなかったり照射期間が長期に及び治療効果やエンドポイントを見極めにくいことなどである。

　安全管理については、低エネルギーのレーザー照射といえども、施術者、患者ともに安全性や事故防止のために遵守すべきことは、医用レーザーを取り扱う際の一般的な事項と同様である。近年では、出力数百mWの照射条件で半導体レーザーによるLLLTを行うこともあり、連続照射モードで長時間の照射を行えば、照射部位における不可逆的な熱的影響に注意すべきである。

　LLLTの生体への安全性について必ずしも明らかでないこともあり、以下のような部位や患者に対しては禁忌である。

- 眼、甲状腺、性腺への照射
- 妊娠または妊娠している可能性のある患者
- 悪性腫瘍患者
- 高度の循環器疾患等や高齢者で体力が低下している患者
- 出血傾向の強い患者
- 新生児、乳幼児
- 医師が不適当と認めた患者

（吉田憲司）

〈参 考 文 献〉

1) Mester E, et al：Effects of laser rays on wound healing. Am J Surg, 122：532-535, 1971.
2) 吉田憲司：歯科口腔領域におけるLLLTの現状— LLLTの概念と最近の動向を見据えて—. 日レ医誌, 34：411-419, 2014.
3) 神川喜代男：医用半導体レーザーの現状. レーザー研究, 18：687-691, 1990.
4) 横瀬敏志, 他：炭酸ガスレーザーの細胞生物学的作用と臨床応用. 補綴臨床, 41：510-521, 2008.
5) 田島直人：ラット脛骨組織の骨形性能に対する炭酸ガスレーザー照射の影響について. 日レ歯誌, 14：32-43, 2003.
6) 塩崎洋堂, 他：炭酸ガスレーザー照射によるラット脛骨の骨形成促進に関する研究. 日レ歯誌, 16：23-30, 2005.
7) 青木章, 他：低出力Er:YAGレーザーの生物学的効果. 日レ医誌, 32：64-70, 2011.
8) 守本祐司, 他：低出力レーザー生体作用の生物学的立場からの考察. 日レ医誌, 18：9-17, 1997.
9) 安孫子宜光：レーザー照射の生物学的効果の解明と機能ゲノム解析. 日レ医誌, 25：313-322, 2005.
10) 櫛引俊宏：光が働きかける細胞機能. 日レ治療誌, 8：10-14, 2009.

11）櫛引俊宏, 他：低出力レーザーの生体作用. 日レ医誌, 34：384-393, 2014.
12）吉田憲司：口腔領域における神経疾患の低出力レーザー治療. 日レ医誌, 28：77-83, 2007.
13）吉田憲司：LLLT の新潮流. 日レ歯誌, 20：120-123, 2009.
14) Dörtbudak O, et al：Biostimulation of bone marrow cells with a diode soft laser. Clin Oral Impl Res, 11: 540–545, 2000.
15) Pinheiro ALB, et al：Biomodulatory effects of LLLT on bone regeneration. Laser Ther, 13：73-79, 2001.
16) Arany PR, et al：Photoactivation of Endogenous Latent Transforming Growth Factor-β1 Directs Dental Stem Cell Differentiation for Regeneration. Sci Transl Med. 2014 May 28;6（238）:238ra69. doi: 10.1126/scitranslmed.3008234.

6

歯科理工学とレーザー

6 歯科理工学とレーザー

1. 歯科治療以外のレーザーの応用

　歯科領域でのレーザーの応用は、生体組織を対象とした場合のほかに、材料を対象とした応用も行われている。これは主として、歯科技工分野での応用である。すなわち、歯科治療以外でのレーザーの利用法として、レーザー溶接およびCAD/CAM分野でのスキャナー、3Dプリンターなどがあげられる。この中でも、レーザー溶接は20年ほど前からその利用が始まっている。

　レーザー溶接法は、工業界において近年自動車業界などで広く用いられている接合方法であるが、その基本的原理は同じではあるものの、歯科領域での利用には様々な制約があり、工業界での方法をそのまま用いることはできない。

　本章では、レーザー溶接を主として、歯科治療以外のレーザー利用について概説する。

2. レーザー溶接

(1) 鑞付け法との接合メカニズムの違い

　レーザー溶接法は、歯科領域で従来から行われている鑞付け法と、金属の接合に用いるという意味では同じ接合法の範疇には入るが、レーザー溶接法は母材を溶融して接合する、いわゆる"溶融接合法"の一種である。一方、鑞付け法は、母材は溶融せずに、鑞材のみを溶融して接合させる"固相－液相接合法"であり、これら2種の接合方法は、そのメカニズムが基本的に異なっている。

　また、鑞付け法では、鑞付け時に接合部に鑞材を十分に流すために、その周囲をも加熱する必要がある。しかしながら、レーザー溶接の場合には、非常に小さな部分の加熱であり、加熱時間（照射時間）も非常に短いので、周囲への熱的影響が非常に少ない。このことは、後に述べるが、精度的にも、またレジンや陶材などが接合部近くにある場合にも問題なく接合できるので、大きなメリットとなり得る。

(2) レーザー溶接法の材料学的・技術的メリット

　レーザー溶接法には鑞付け法に比べ、下記のようなメリットがあげられる。
　①同種金属の接合
　　　鑞付け法は、その名の通り、鑞材を用いる接合法である。従って、母材と鑞材とは組成の異なる異種合金の接合ということになり、また一般的に、鑞材は母材

に比べ電気化学的に"卑"な金属であることが多いこともあり、局部電池の生成による腐食が生じやすいということが懸念される。一方、レーザー溶接は、基本的には母材同士の溶接であるので、このような懸念は少ない。

②接合精度

レーザー溶接法は、レーザー特有の極局所的な加熱であるため、模型上で接合が可能である。このことは、常に接合精度を確認しながら作業を進めることができるということを意味しており、鑞付け法に比べ作業が簡便であるので、高精度な接合が得られやすい。

③酸化しやすい金属の接合

歯科用金属の中には、加熱されると容易に酸化する金属がある。なかでも、純TiやTi合金は非常に酸化しやすく、鑞付けが困難であった。レーザー溶接法は、溶接雰囲気の制御が容易にでき、これらの金属の接合が可能となったゆえ、その応用が広まった。また、従来から金属床などに広く用いられているCo-Cr合金などの非貴金属合金の鑞付けは熟練を要する技術であったが、レーザー溶接によりこれも容易に接合可能となった。

(3) レーザー溶接の臨床的メリット

①歯科補綴物の修理

歯科補綴物は、長年口腔内でその機能を果たしているうちに、金属部でしばしば破折等のトラブルが起こることがある。患者にとっては、その他には何ら問題ないにもかかわらず、一からの作り直しとなった場合、経済的な問題のみならず、新たに作製された補綴物に慣れるまでの期間が負担になる場合もある。可撤性補綴物であって、このような場合、レーザー溶接を用いれば、破折部以外にはほとんど影響を与えず、局所的に修理可能である。その例を**図1a・b**に示す。

②金属床の設計変更・リフォーム

金属床を長年使用していると、患者の口腔内の変化や、時には何らかの都合で、設計変更を余儀なくされることがある。このような場合も、一からの製作のし直

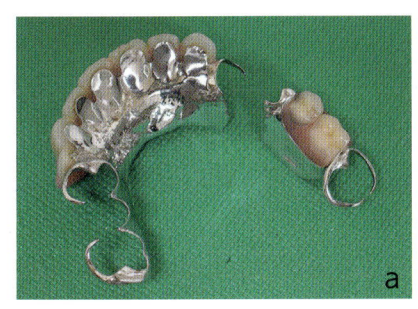

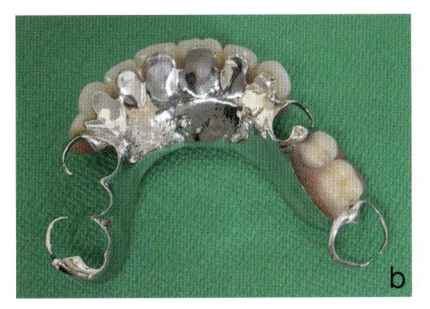

図1a・b　レーザー溶接による破折修理例（a：修理前、b：修理後）

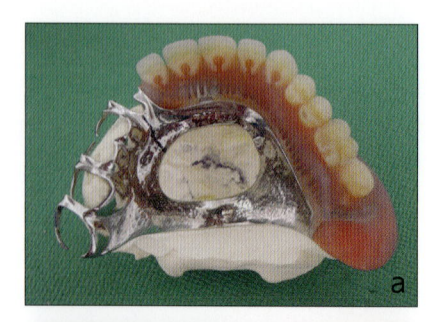

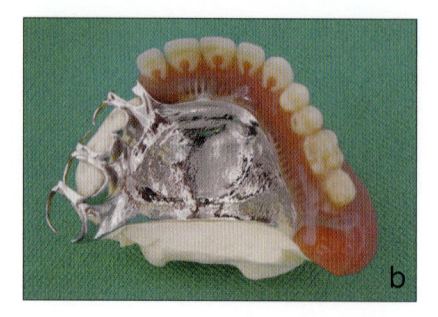

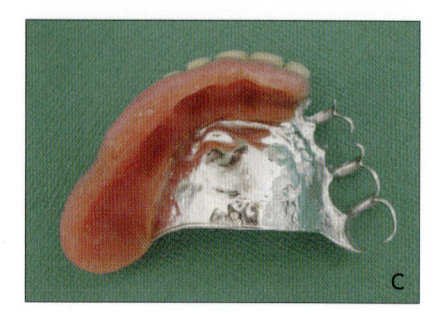

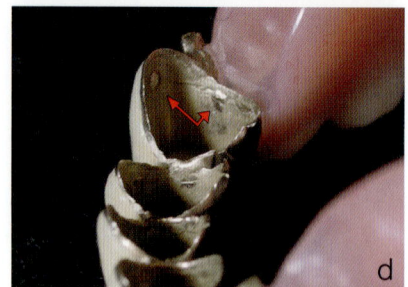

図2a・b・c・d　金属床の設計変更例（a・b・c）とコーヌス冠の維持回復例（d、矢印は肉盛り部）

しは、患者にとっても歯科技工担当者にとっても大きな負担となる場合がある。しかしながら、レーザー溶接は、設計変更部分のみを製作することによって、その負担を軽減することに役立つ（**図2a・b・c**）。

　また、レーザー溶接法は、単に金属の接合のみならず、金属の付加（"肉盛り"という）も可能であり、**図2d**に示したような、摩耗によって擦り減り、維持力の低下したコーヌス冠内面を肉盛りすることによって維持力を回復することも可能である。

　以上のように、レーザー溶接には、多くのメリットが考えられる。しかしながら、これらのメリットを生かすには、十分にレーザー溶接の基礎的知識・原理を理解している必要がある。

（4）レーザー溶接の仕組み

①原理

　レーザー溶接の原理は、レーザービーム（レーザー光）を材料に照射したときに、材料表面で吸収された光のエネルギーが熱エネルギーに変換され、その熱エネルギーによって材料が溶融される、いわゆるレーザー光による熱的作用を利用したものである。

　一般的に、物質に照射された光は、①反射、②吸収、③透過のいずれかの挙動を示す。これらのうち、金属に対しては、光は反射されるか、吸収されるかのいずれかであると考えてよい。よって、反射率を r、吸収率を μ とした場合、

$$r + \mu = 1$$

で表される。

　すなわち、反射が大きいということは、吸収が少なく、反射が少ないと吸収が大きいということである。

　図3は、鏡面研磨された各種金属に照射される光の波長と反射率の関係を示し

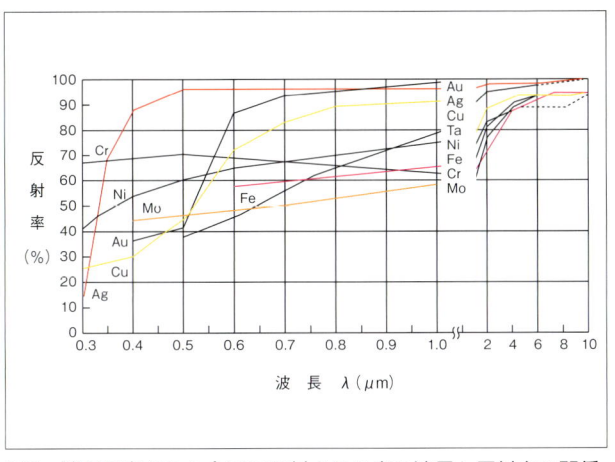

図3 鏡面研磨された金属に照射される光の波長と反射率の関係

ている。工業用レーザー溶接では、CO_2レーザーやNd:YAGレーザーなどの赤外あるいは近赤外レーザー光が一般的に用いられているが、歯科技工分野で用いられているレーザー溶接機は、波長1.064μmのNd:YAGレーザーのみである。

図からわかるように、近赤外領域では、歯科用金属としてよく用いられるAu、Ag、Cuなどの金属は反射率が高く（すなわち吸収率が低く）、光－熱交換効率が悪い。しかしながら、レーザー光の吸収は、この因子のみで決まるのではない（後述）ので、あらゆる歯科用金属のレーザー溶接は可能であると考えてよい。

②材料のレーザー光吸収特性について（材料パラメータ）

レーザー光を用いた加工は、レーザー光と材料との"相互作用"で行われる。したがって、レーザー溶接を行う場合、材料が"どのようなものであるか"、という情報をまず知らなければならない。

表1に、レーザー溶接を行う場合に関与する、材料物性・要因について主なものをまとめた。歯科技工で行われるレーザー溶接の場合には、使用される材料の組成がその用途から決まっていることが多いので、術者が設定できる材料パラメータは限られている。

表1 レーザー溶接に関与する主な材料物性及び要因

＜組成によって決定されるパラメータ＞
- ビーム吸収率（反射率）
- 熱伝導率　・熱拡散率
- 融点　・沸点
- 溶融潜熱　・蒸発潜熱
- 比熱　・比重

＜術者が設定可能なパラメータ＞
- 表面粗さ
- 酸化膜の有無
- 雰囲気
- 形状

＜不可抗力的なパラメータ＞
- 鋳巣などの内部鋳造欠陥
- 鋳造組織
- 不純物
- 研磨時の残留応力
- 格子欠陥

レーザー溶接時には、まず組成（成分とその配合割合）を知ることが重要である。表1に示した材料パラメータの内、特にビーム吸収率と熱伝導率は、レーザー光を照射したときに熱への変換効率とその熱の拡散の速さを知るのに有効である。大雑把に言えば、「レーザーによって溶かしやすいか、溶かしにくいか」を知る指標となる。すなわち、金属を溶融するには熱が必要で、与えられた光エネルギーの熱エネルギーへの変換効率を考えた場合には、光の吸収率が高くあるべきで、その熱が熱伝導で拡散する（逃げる）前に温度が上がる必要がある。

表2に、歯科用金属材料によく用いられる金属元素のビーム吸収率、熱伝導率および、参考までに、融点を示した。

表2　歯科用金属に用いられる主な金属元素の光吸収率（波長：1.064μm）と熱伝導率及び融点

	元素	ビーム吸収率(%)	熱伝導率(W/cm・K)	融点(℃)
貴金属系	Ag	3	4.29	961
	Cu	6	4.01	1,083
	Au	3	3.17	1,063
	Pt	27	0.72	1,769
	Pd	26	0.72	1,552
非貴金属系	Ni	32	0.91	1,453
	Co	32	1.00	1,495
	Cr	40	0.94	1,875
	Ti	40	0.22	1,668
	Al	10	2.37	660

表2を見ると、貴金属であるAg、Cu、Auは、ビーム吸収率が低く、熱伝導率は大きいことがわかる。逆に、非貴金属であるCo、Cr、Ni、Tiは、ビーム吸収率が大きく、熱伝導率が小さい。したがって、これまで述べてきたことから、Ag、Cu、Auを主成分とする貴金属系合金は、非貴金属系合金に比べ、より大きなエネルギーがレーザー溶接時に必要で、かつパワー密度が高いことが望ましいということがわかる。

しかしながら、歯科用金属はそのほとんどが合金であり、合金中の主成分がわかれば、ビームパラメータを決定できるものではない。例えば、陶材焼付け用合金の成分であるPt、Pdは貴金属ではあるが、非貴金属に近い吸収率、熱伝導率を有しており、それらの含有率によって、レーザー光との反応は変化すると考えられるので、同種の合金であっても、成分の含有率には十分注意する必要がある。

さらに、表1にあるように、材料の表面状態（格子欠陥、酸化膜の厚さ、表面粗さ、形状など）や材料中の不純物、残留ひずみの多少なども吸収率に大きく影響するということもある。また、歯科技工では鋳造体のレーザー溶接を行う場合がしばしばあるが、表面あるいは表面下に巣がある場合にも吸収率に影響を及ぼすので注意が必要である。

以上のようなことから、基本的にはレーザー溶接時のビームパラメータの設定は、その対象となる材料の組成（成分とその含有率）を調べて行うが、その他の

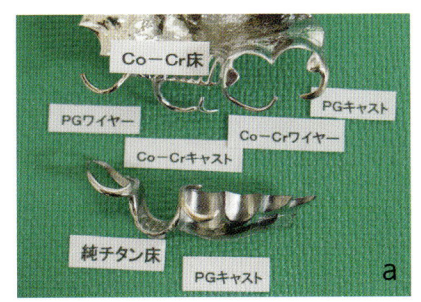

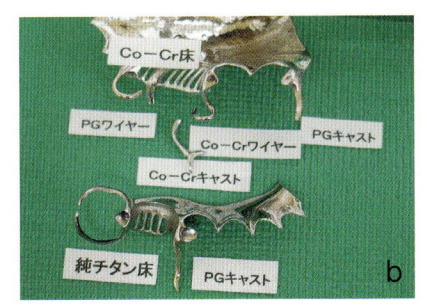

図4 同質の材料を用いた予備試験（溶接後（a）、プライヤ等で屈曲して（b）溶接の良悪を調べる）

図5a 歯科用レーザー溶接機の基本構造

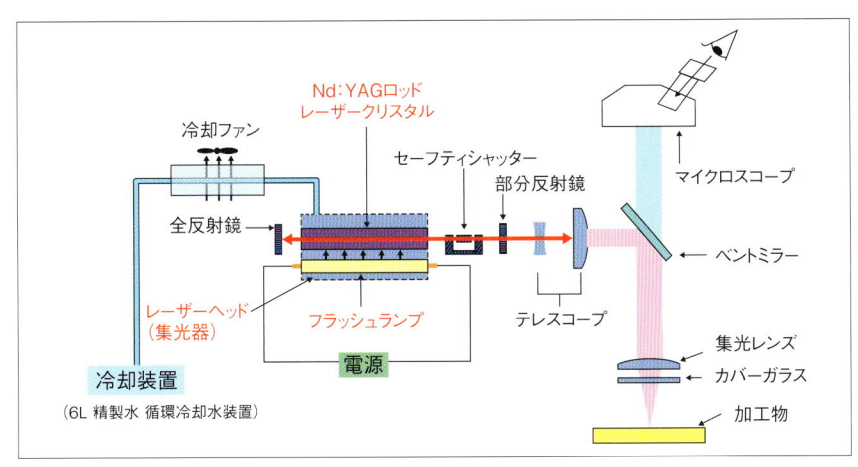

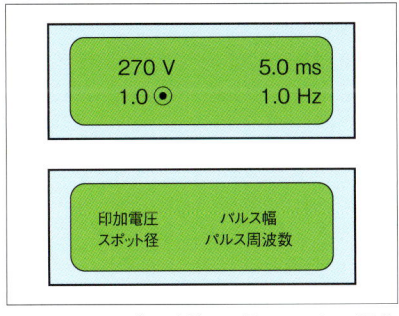

図5b レーザー溶接のパネルにある操作パラメータの一例

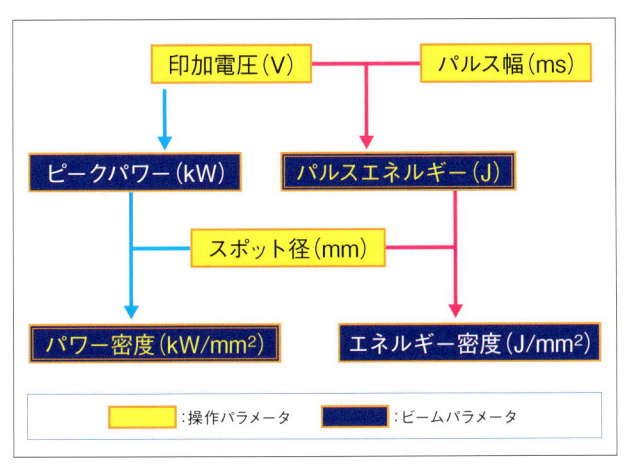

図6 操作パラメータとビームパラメータの関係

影響因子についても十分な情報を得ることが必要であり、できれば同質（組成、加工法、表面状態などがほぼ同一）の材料を用いてレーザー光を試射し、試験をした上で、適切なビームパラメータを予め設定することが望ましい（**図4**）。

③レーザー発振条件設定のためのパラメータ（ビームパラメータ）

　図5に、歯科用レーザー溶接機の基本構造とパネル表示部の一例を示した。

　歯科技工で使用されているレーザー溶接では、基本的に①フラッシュランプ（励起源）の印加電圧（単位：V）、②パルス幅（レーザー発振時間、単位：ms）、③スポット径（材料表面上でのレーザー光の照射面積、単位：mm）を設定することによって、材料表面に照射するレーザー光のパルスエネルギー［J］、ピークパワー［W］、パルスエネルギー密度［J/mm^2］（以降、エネルギー密度という）、

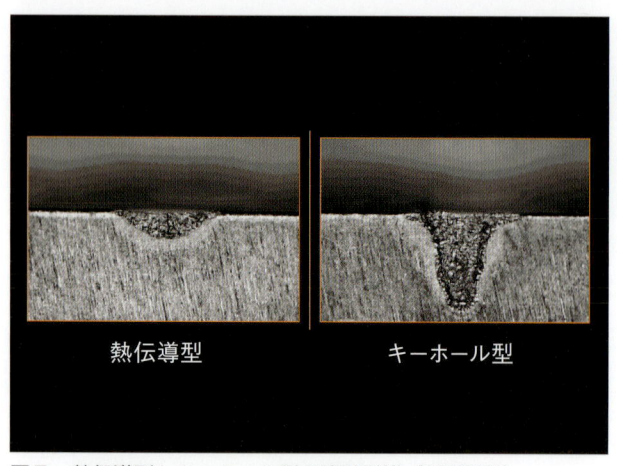

図7　熱伝導型とキーホール型の溶融形態（断面形状）

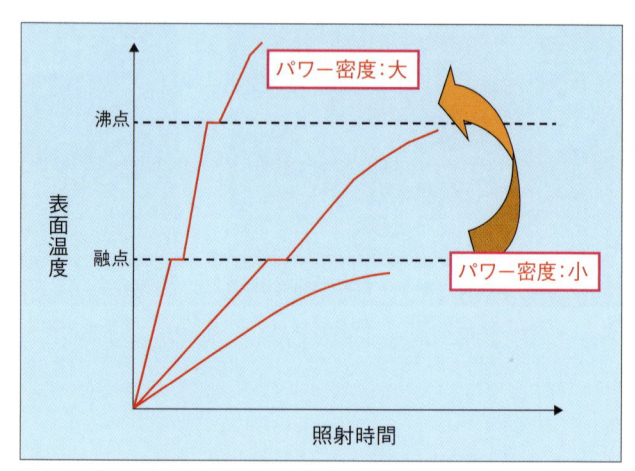

図8　パワー密度を変化させた場合の材料表面温度と時間との関係

ピークパワー密度［W/mm²］（以降、パワー密度という）を設定する。**図6**に装置上で設定するパラメータ（操作パラメータ）とレーザー光のパラメータ（ビームパラメータ）との関係を示した。

このほか、操作時に術者が設定できるパラメータとして、パルス周波数（1秒間に繰り返されるパルス数、単位：Hz）があるが、歯科技工の場合の溶接用途では通常1Hzに設定される。なお、パルス周波数をこれより大きくした場合には、装置設計で固定されている最大平均出力以上には高いパルスエネルギーの発振ができない。したがって、最大平均出力は、装置の仕様に記載されているので、あらかじめチェックしておく必要がある。

④溶融形態

品質の良いレーザー溶接を行うには、レーザー光照射による溶融池（レーザー照射によって溶融した部分のこと）の断面形状（以降、溶融形態という）が重要な要因の一つとなる。

レーザー溶接における溶融形態は、"熱伝導型"と"キーホール型"の2つに分類される。**図7**に熱伝導型とキーホール型の溶融池断面形状の一例を示す。図からわかるように、熱伝導型は、溶融幅（径）よりも溶け込み深さが小さい形状を呈しており、一方、キーホール型は、溶融幅に対し、溶け込み深さの方が長い形状を呈する。

熱伝導型の溶融形態は、その名の通り、熱伝導によってのみ金属が溶融される。

一方、キーホール型の溶融形態は、次のようなメカニズムによると説明されている。

図8に、パワー密度を変化させた場合の材料表面温度と時間との関係を模式的に示した。図からわかるように、パワー密度とレーザー光が照射された表面での温度上昇速度とは密接な関係がある。パワー密度が高いと、急速にレーザー光が照射された部分の表面温度が高くなり、沸点以上に上昇させることも可能であ

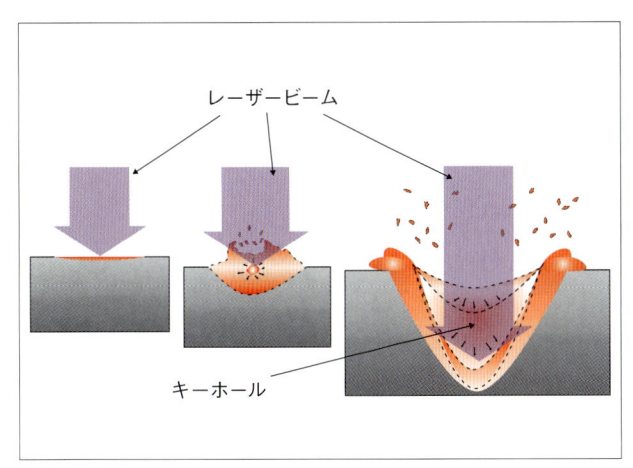

図9　キーホール形成の概念図

る。これは、パワー密度が高いときには、レーザー光の照射による熱エネルギーが、材料内部へ拡散していくよりも速く表面温度が上昇することによると考えられる。

　パワー密度が高くなり、ある閾値（一般的には、10^5〜$10^6 W/cm^2$といわれている）以上になると蒸発が激しくなり、その際の金属蒸気による反動力（蒸発反跳力）により溶融金属が押し下げられ凹みができる。この凹みのことをキーホールといい、このキーホールを通して材料内部にレーザー光が達し、加熱されることによって、深い溶け込みが得られる。図9にキーホール形成の様子を概念的に示した。

　パワー密度が高すぎると、溶融した金属が飛散し、穴が貫通してしまう（これはレーザー切断、レーザー穴あけに応用される）。パワー密度を適度に調節することにより、レーザー光の照射が停止された直後に、溶融金属による埋め戻しが生じることで溶接がなされる。

　以上のことから、レーザー溶接時のパワー密度の制御は重要なパラメータであるといえる。

⑤溶接変形防止のメカニズム

　レーザー溶接時に「変形が生じる」ということが、しばしば言われることがある。レーザー溶接時のレーザー光の照射は、一方向からの照射（加熱）ということになるので、片面からの加熱であれば、熱応力により、当然ながら変形が生じる。

　レーザー溶接法で変形の少ない接合を行うためのビームパラメータ設定のポイントとしては、2つあげられる

　一つは、"入熱を少なくする"、他の一つは、"溶融池断面形状（溶け込み形状）を制御する"ということであり、これら2つの条件を兼ね備えることによって、溶接時の変形は最小限に抑えることができる。

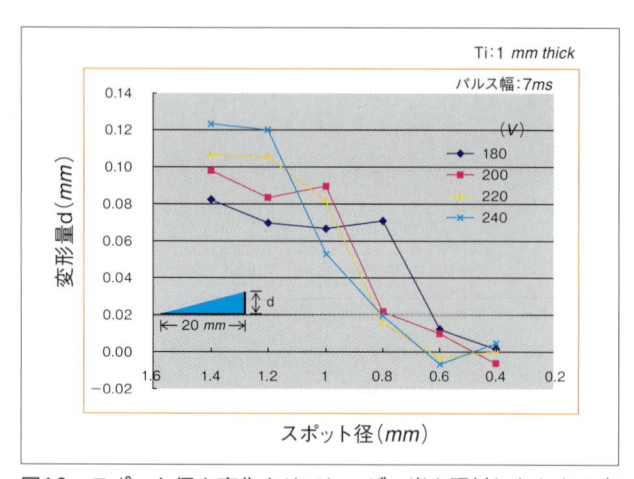

図10 スポット径を変化させてレーザー光を照射したときの変形量の測定結果　試料厚さ：1mm、幅：3mm、縦軸の変形量はレーザー照射点から20mm離れた地点での変位量を示す。

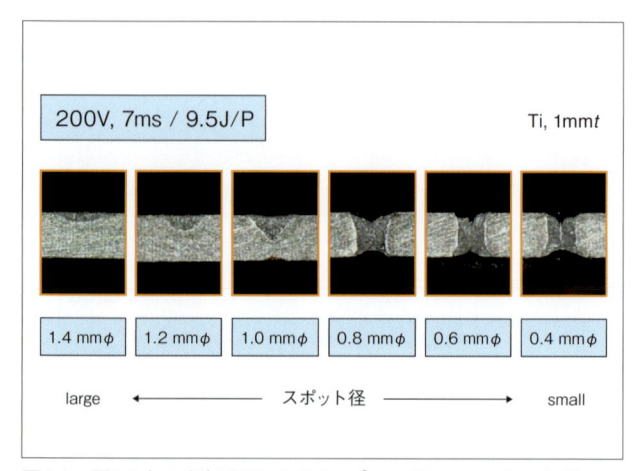

図11 図10中の印加電圧200V、パルス幅7ms一定の条件で、スポット径のみを変化させてレーザー光を照射した場合の溶融形状（断面形状）の変化

"入熱を少なくする"とは、"できるだけ低いパルスエネルギー"で溶融するということを意味する。先に説明したように、材料の組成や表面状態などで、レーザー光の吸収率が異なるので、どの程度のパルスエネルギーにするかは、被溶接物によって異なる。"できるだけ低い"とは、どの程度かは、もう一つの条件を満たす範囲内で、ということになる。

図10は、スポット径を変化させてレーザー光をTi板に照射させて変形量を測定した結果である（試料：厚さ1mm、幅3mm。縦軸の変形量はレーザー照射地点から20mm離れた地点での変位量を示している）。この図からわかるように、スポット径を小さくすることによって、変形量をほぼ0（ゼロ）にすることができる。

図11は、図10中の印加電圧200V、パルス幅7ms一定の条件で、スポット径のみを変化させてレーザー光を照射した場合の溶融池断面を示している。この図からわかるように、溶融池がレーザー照射面（表面）から裏面まで貫通しており、表面での溶融径と裏面での溶融径がほぼ同じとき、変形量が非常に小さくなっている。

これらの結果から、突合せ継手においては、表面と裏面の溶融径が同じとなるような"貫通溶接"を行えば、変形を抑制することができると考えることができる。

印加電圧およびパルス幅を一定にして、スポット径のみを変化させるという条件は、パルスエネルギーは一定で、パワー密度が変化していることを意味している。図12にパワー密度を変化させた場合の変形量を示したが（試料厚さ：1mmおよび2mm）、この図から、概して、パワー密度が高いと変形量が小さくなることがわかる。しかしながら、試料厚さが大きいとき、たとえパワー密度が高くても、パルスエネルギーが小さいと、貫通溶接にならず、変形量が大きくなる場合があることも示している。また、試料厚さが大きいとき、パワー密度が小さいときには変形量が小さく、徐々に上げていくと、変形量が増大していき、その後、変形量が低下している。初心者は変形を恐れるがためにパワー密度が小さい条件で溶接してしまう場合があるが、このときは、中心部まで溶融されていないので

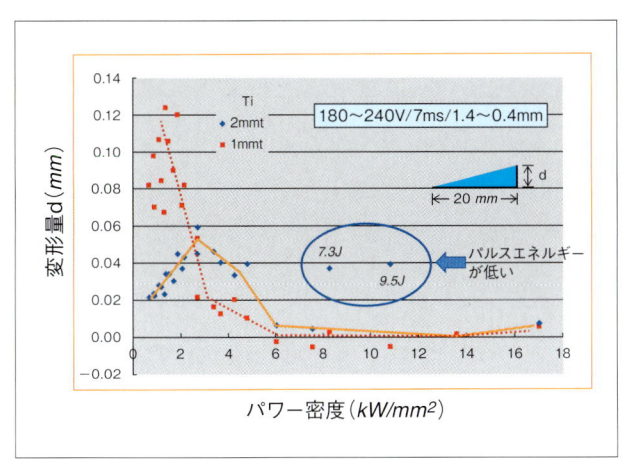

図12　パワー密度を変化させた場合の変形量の変化（試料厚さ1mmおよび2mm）

強度不足となる。したがって、貫通溶接を意識し、十分高いパワー密度に設定することが必要である。

このように、貫通溶接によって変形は小さくできることになるが、一つ目の条件として、"入熱を少なくする（できるだけ低いパルスエネルギー）"としたのは、入熱が大きいと溶融部のすぐ隣にある未溶融部（熱影響層）が大きくなる可能性があり、この部分の熱ひずみによって変形する恐れがあるためである。また、熱影響層が少ない方が、強度的にも問題が少ないことが知られている。

歯科技工においては、レーザー溶接での材料の加熱が局所的であるという特長を活かして、模型上で位置固定（位置決め溶接）ができる。したがって、模型上で貫通溶接を行い、適合精度を確認しながら両面から繰り返すことによって、満足のいく接合が行われる。

3. CAD/CAMシステムでのレーザーの応用

近年急速に歯科技工（歯科補綴）分野でのデジタル化が進んでいる。この領域でもレーザーが一部応用されてる。

(1) 3Dスキャナー

現在、歯科補綴物の製作方法は、印象によって作製した模型上で設計ならびに原型製作を行い、その後原型をレジンや金属、セラミックスなどの材料に置き換えるという方法をとっている。

CAD/CAMシステムでの歯科補綴物の製作は、基本的には模型のスキャニングから始まる。すなわち、模型をスキャニングして三次元画像データとしてコンピュータに取り込み、画像上で設計した後、そのデータをCAMに送り成型加工する。

この際に用いられるスキャナーにレーザーが用いられているものがある。三次元画像の構築方法としては、コード化パターン投影法が用いられている。コード化パターン投影法とは、縞（スリット）を投光して三次元座標値を求める方法で、カメラと光

源の中心角及びカメラと光源との距離が既知である場合、三角測量の原理に基づき、物体の任意点における三次元座標を求めるというものある。このとき投光する縞のパターンの生成方法を工夫することで、スリットの途切れなどのノイズに強く、高速に測量できるのがコード化パターン法の特徴とされている。このときのパターン形成にレーザーが用いられている。しかし、レーザー光の代わりにLED（発光ダイオード）を使用したものも新型（3Shape社　D900シリーズなど）として登場している。

また、一方では、模型をスキャニングするのではなく、口腔内を直接光学印象しようという、いわゆる口腔内スキャナーが開発され、実用化が進んでおり、すでに市販されているものもある（**表3**）。これらの中にも、レーザーを利用したものとLED利用のものがある。今後の動向が気になるところである。

なお、スキャニング用レーザーは、半導体レーザーである。

表3　公表されている口腔内計測システム
　　（宮崎隆：Digital Prosthodonticsの変遷と展望．日補綴会誌，4:123-131，2012．より引用改変）

口腔内カメラ	会社	計測方法	光源	画像タイプ	コーティング	院内加工	出力形式
CEREC® AC-Bluecam	Sirona Dental System GmbH (DE)	アクティブ三角測量と共焦点法	青色可視光	複数画像重ね合わせ	酸化チタンパウダー	可能	専用
iTero	Cadent Ltd(IL)	平行共焦点法	赤色レーザー	複数画像重ね合わせ	必要なし	不可	専用とSTL
E4D	D4D Technologies, LLC(USA)	光干渉断層法と共焦点法	赤色レーザー	複数画像重ね合わせ	ほとんど必要なし	可能	専用
Lava™ C.O.S	3M ESPE(USA)	3台のカメラでアクティブ波形サンプリング	青色可視パルス光	10分以内のビデオ像	酸化チタンパウダー	不可	専用
3D Progress (Zfx IntraScan, Cyrtina® Intra Oral Scanner)	MHT S.P.A. (Italy)-MHT Optic Research AG(CH)	共焦点法とモアレ断層撮影	非公開	複数画像のリアルタイム合成	ほとんど必要なし	不可	STL
TRIOS®	3shape A/S (Denmark)	共焦点法	非公開	複数画像重ね合わせ	非公開	不可	非公開
directScan	Hint-ELs GmbH, Germany	立体鏡とライン投影	非公開	複数画像重ね合わせ	非公開	不可	STL
Bluescan-I™	a.tron3D™ GmbH, Austria	2台のカメラによるステレオ撮影と構造化光投影法	青色可視光	複数画像重ね合わせ	必要なし	不可	STL

（2）CAM装置（3Dプリンター）

CAD/CAMシステムが歯科領域に導入した当時は、CAM装置としては、ブロックからの削り出しが主な加工法であった。これは、今現在もジルコニアなどのセラミックスあるいはワックスを加工する場合には、この方法が採られている。

一方、金属やレジンの加工については、レーザーを用いた方法も採用されている。これは、最近モノづくりの分野で注目を浴びている、いわゆる"3Dプリンター"あるいは"付加製造技術（Additive Manufacturing Technology）"と呼ばれるものである。すなわち、三次元（3D）のCADデータをもとにコンピュータで薄い断面の形状を計算し、この計算結果をもとに材料を積層して三次元の造形物を得ようという技術である。本装置を用いた歯科応用では、レジン用と金属用とがある。

レジン材料の場合は、いわゆる"光造形法"あるいは"ステレオリソグラフィ"と呼ばれる方法で、鋳造用原型（材料：アクリル樹脂）製作には紫外線が用いられているが、口腔内スキャナーによる光学印象からの模型（材料：エポキシ樹脂）製作には紫外線レーザーが用いられている。

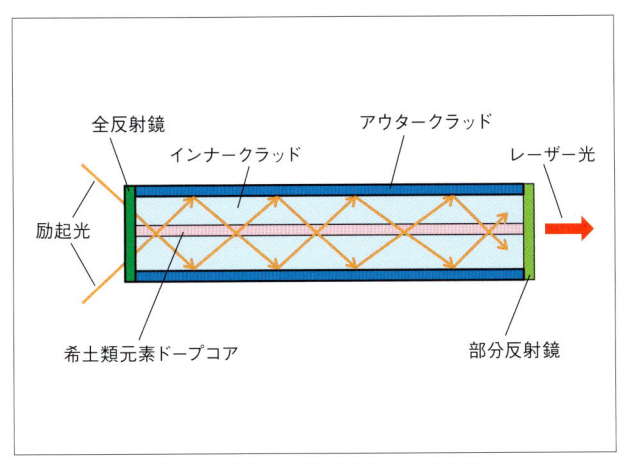

図13 ファイバーレーザーの基本構造　　励起光はインナークラッドに入射され、アウタークラッドとの境界で反射されながら伝搬するうちにコアにドープされた希土類元素に吸収される。励起光の吸収により反転分布（基底準位と準安定準位間）が生じて光が放出され、2つのミラー間で反射を繰り返しレーザー光が発振される。

　金属への3Dプリンターの応用は、"粉末焼結積層法"と呼ばれるものである。この方法では、ナイロン12などのエンジニアリングプラスチックにも使用可能であるが、現在のところ、歯科領域では、金属への応用のみのようである。

　金属材料としては、Co-Cr合金、TiおよびTi合金が使用されている。特に、TiおよびTi合金への利用は、これらの鋳造が困難であるがゆえに、インプラントへの応用をも含め、今後の進展が期待されている。

　金属粉末焼結積層法による3Dプリンターでは、高出力のYbファイバーレーザーが用いられている。ファイバーレーザーは、同じ固体レーザーでも、特徴的な構造を有しているので、参考までに図13に示す。

（都賀谷紀宏）

付録

各レーザー機器の特徴

炭酸ガス（CO$_2$）レーザー

ジーシーナノレーザー GL- III Fine

製品名	ジーシーナノレーザー GL- III Fine
販売元	株式会社ジーシー
ホームページ	http://www.gcdental.co.jp/
波長	10.6μm
最大出力	7W
発振方式	RF放電励起発振方式　連続照射、リピートパルス照射、シングルパルス照射
周波数	－
パルス幅	10～800sec.(スーパーパルスモード)
ファイバーの種類	中空ファイバー
重量	24.5kg
チップの種類	ニードルチップ S(L5、L10、L15)　ニードルチップ (L5、L10、L15)
特徴	・柔軟性にすぐれた中空ファイバー採用。 ・チューブのねじれを解消する360°回転スイベル方式採用。 ・多様なシーンに対応できる60°デンタルアタッチメントとニードルアタッチメント。 ・充実の発振、照射モートで治療が効率的。 ・凝固、蒸散、切開の基本 3 パターンをはじめ、プリセット可能な6つのメモリーキーを用意。 ・さらにきめ細かな治療が行える休止時間設定機能を導入。

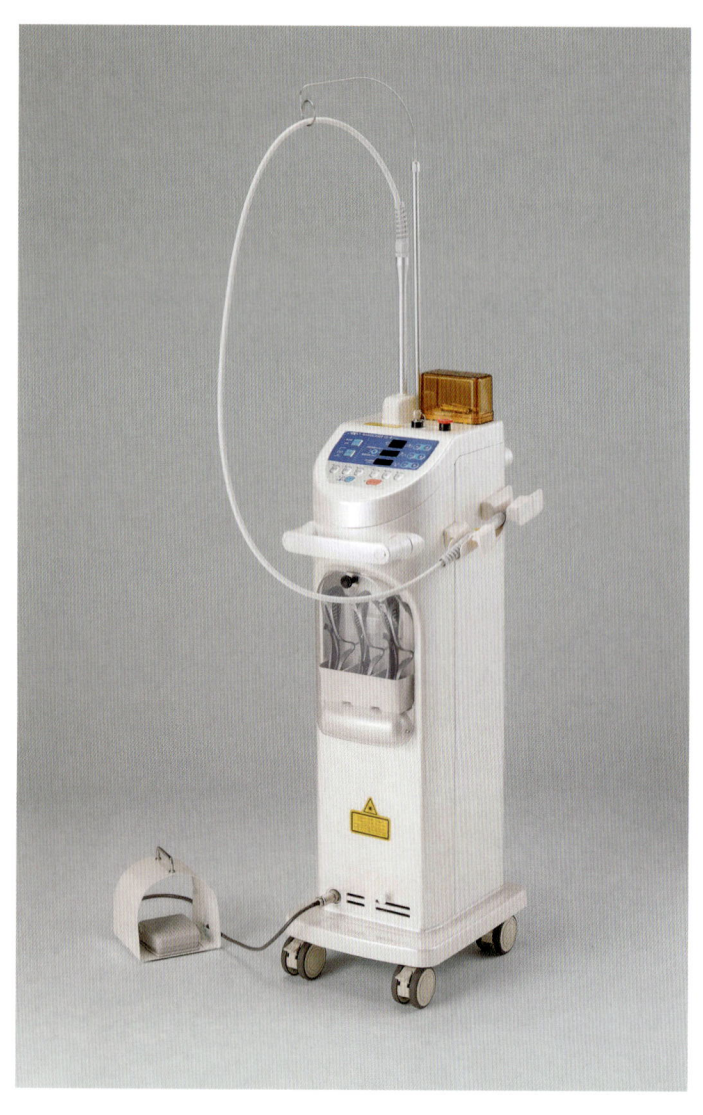

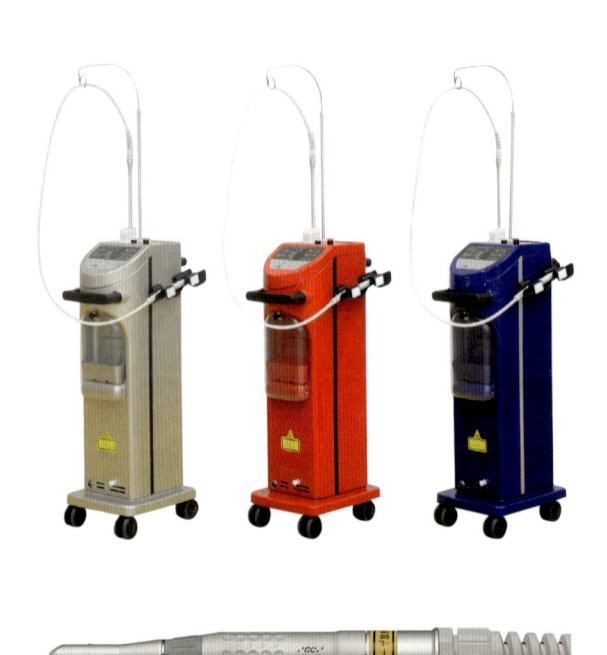

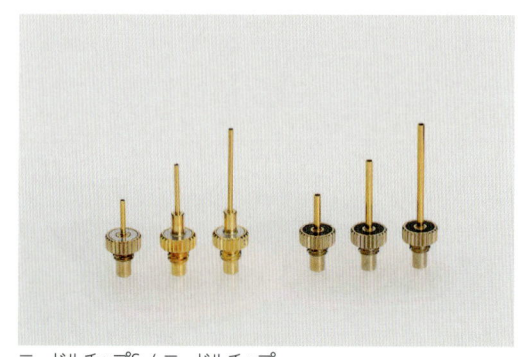

ニードルチップS / ニードルチップ

炭酸ガス（CO₂）レーザー

オペレーザーLite / PRO

製品名	オペレーザーLite / PRO
販売元	株式会社ヨシダ
ホームページ	http://www.yoshida-dental.co.jp/
波長	10.6μm
最大出力	5W / 7W
発振方式	RF放電励起発振方式　連続照射、リピートパルス照射、シングルパルス照射
周波数	－
パルス幅	200〜600μs（スーパーパルス照射時）
ファイバーの種類	中空ファイバー / 多関節マニピュレーター
重量	20kg / 25kg
チップの種類	テーパーチップ(E/F/G) PRO用ニードルチップ(8s・8L・10s・10L) Lite用ニードルチップ(6s・6L・8s・8L)
特徴	・操作性に優れた中空ファイバーを採用（オペレーザーLite）。 ・操作性を追求したマニピュレーターを採用（オペレーザーPRO）。 ・口腔内でも見やすいグリーンガイド光を採用。 ・スーパーパルスとリピートパルスの組合せにより、適応範囲が拡大しました。 ・操作パネルもシンプルにし、操作性を高めました。 ・製品を軽量小型化し、スタッフでも移動がスムーズに行うことができます。

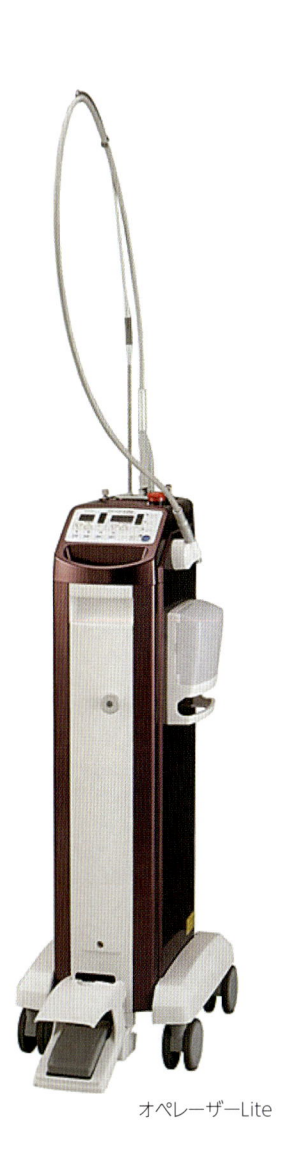

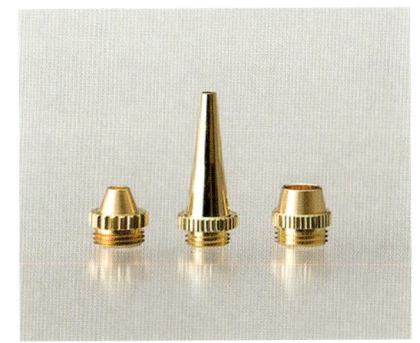

オペレーザーLite 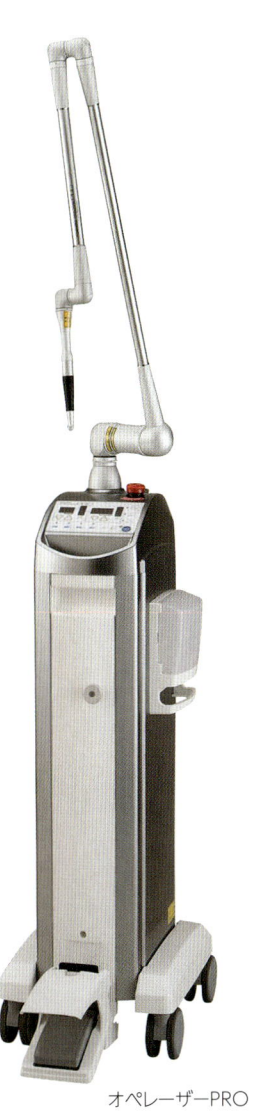　　オペレーザーPRO

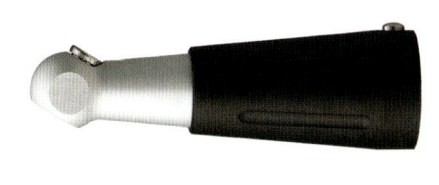

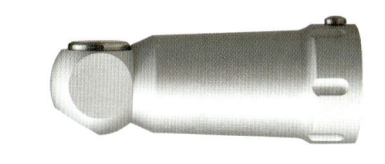

テーパーチップ

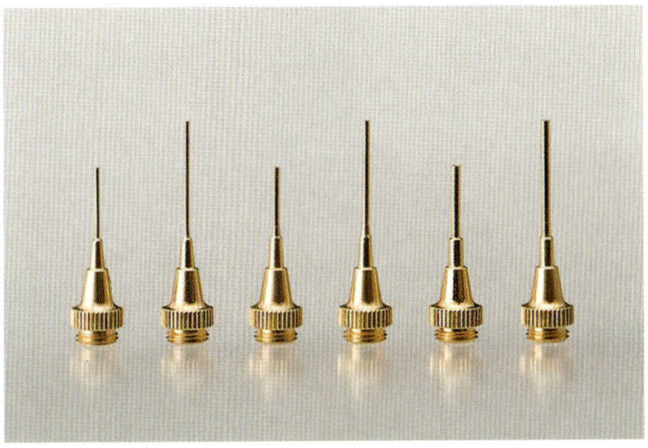

ニードルチップ

炭酸ガス(CO_2)レーザー

ベルレーザー

製品名	ベルレーザー
販売元	タカラベルモント株式会社
ホームページ	http://www.takara-dental.jp/
波長	10.6μm
最大出力	15W（最大エネルギー密度: 11,540W/cm²）
発振方式	連続発振およびパルス発振
周波数	連続発振時: 5kHz パルス発振時: 200〜1,000Hz
パルス幅	50〜2,000μsec
ファイバーの種類	中空石英ファイバー式
重量	25kg
チップの種類	セラミックチップ（ショート・ロング）、メタルテーパーチップ（ショート・ロング）
特徴	・液晶パネルを採用し操作性に優れる。 ・出力制御は3つのモードから選択可能。 ・15種類の照射モードをメモリー可能。 ・ミニチュアヘッド＆スリムハンドピースを採用。 ・熱エネルギー表示機能搭載で、組織に与えた熱量の記録が容易である。 ・キャリブレーション（出力補正）機能を標準搭載し、ファイバー・ハンドピースの導光率を測定して、自動で出力補正。

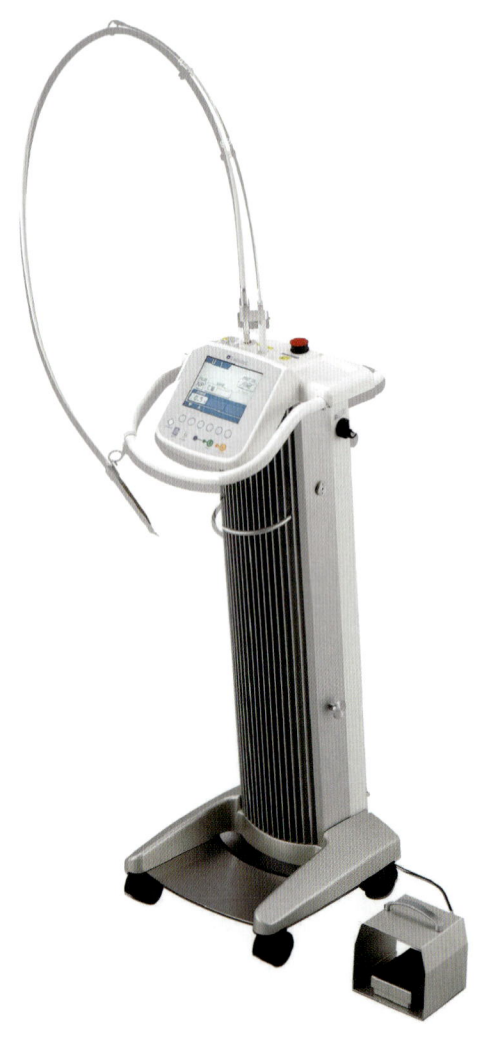

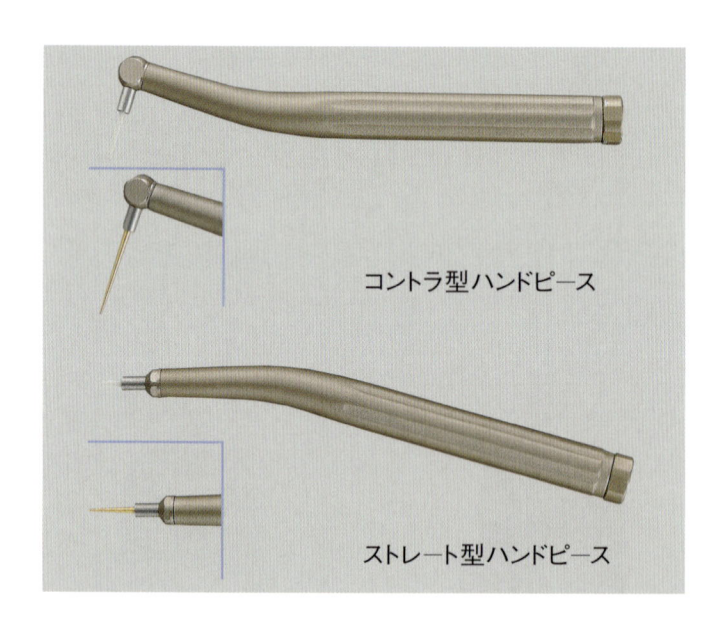

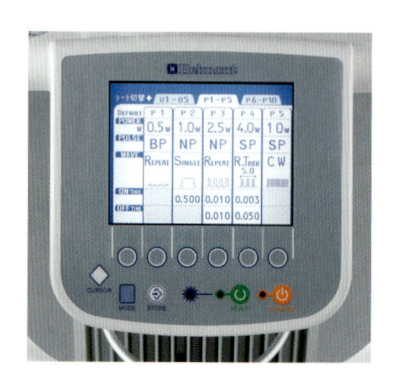

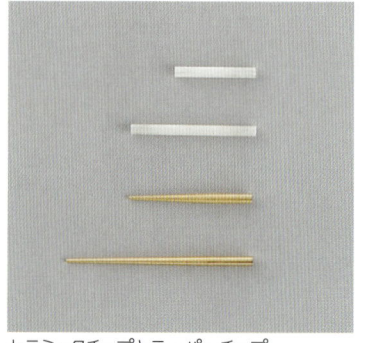

コントラ型ハンドピース

ストレート型ハンドピース

セラミックチップとテーパーチップ

Er:YAGレーザー

アーウィン アドベール Evo

製品名	アーウィン アドベール Evo
販売元	株式会社 モリタ
ホームページ	http://www.dental-plaza.com/
波 長	2.94μm
最大出力	レーザー光の出力エネルギー: 30〜350mJ
発振方式	パルス発振方式
周波数	繰り返し速度: 1、3.3、5、10、20、25pps
パルス幅	約300μS
ファイバーの種類	中空ファイバー
重 量	49kg
チップの種類	21種類
特 徴	・周囲組織への熱影響を最小限に抑えることのできる2.94μmの波長と硬組織や軟組織の幅広い症例に対応した豊富な照射チップ。 ・付属するハンドピースは先端ファイバーの保持部を着脱可能としオートクレーブ滅菌対応となっている。 ・冷却はエアーと水スプレーのダブル冷却方式を採用、エアー・水とも流量の調整が可能。 ・歯科用レーザーで唯一の保険適用が可能。"う蝕歯無痛的窩洞形成加算(40点)""手術時歯根面レーザー応用加算(60点)"※2012年4月時点 ・コンプレッサーやウォーターパックを内蔵し、電源コンセントの接続のみで移動可能。 ・蓄積し続けてきた、豊富なソフトでユーザーをサポートしている。

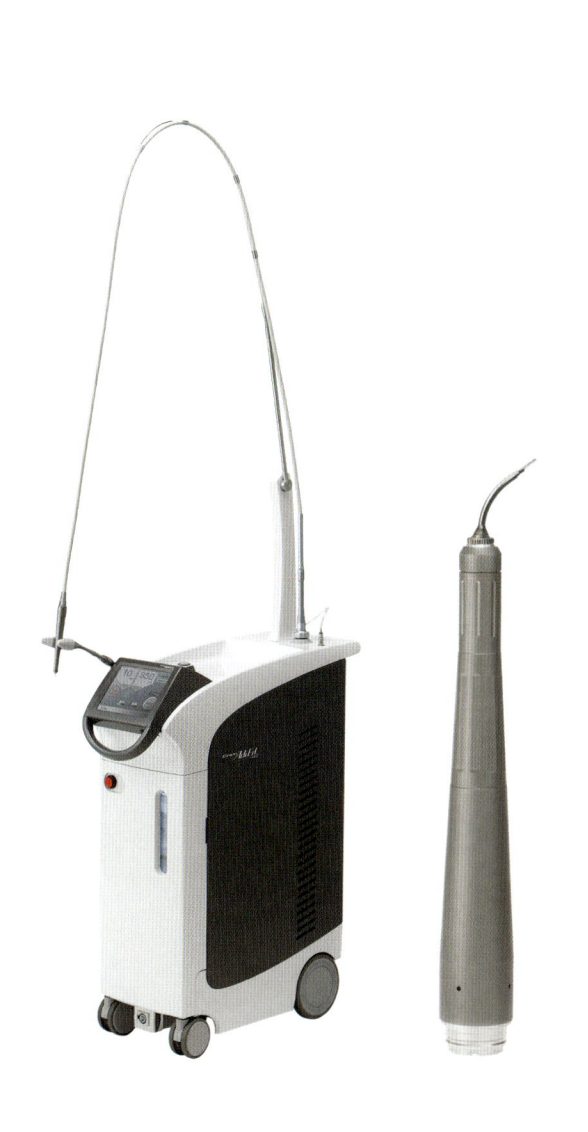

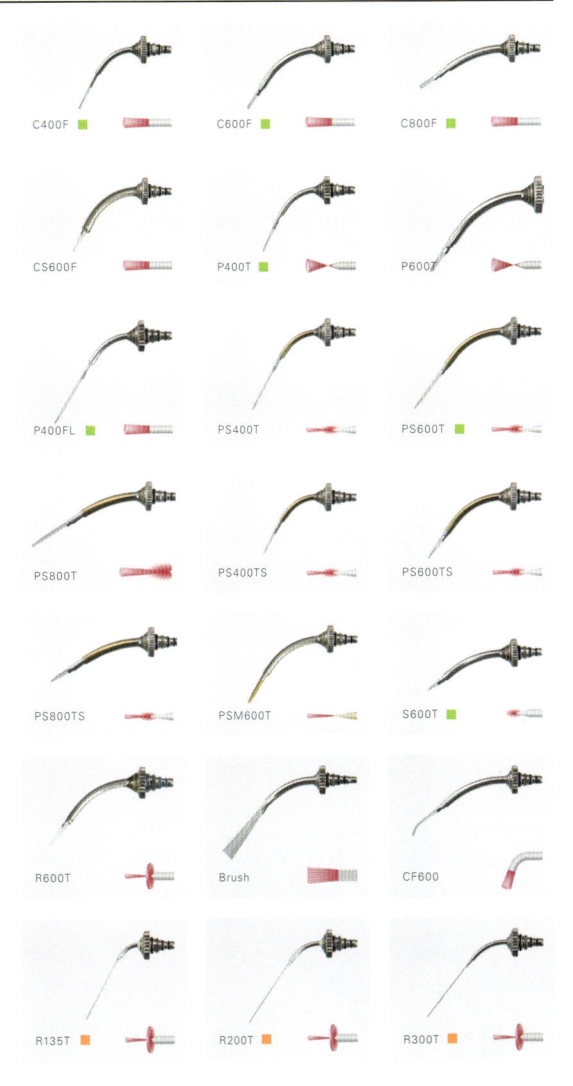

C400F C600F C800F
CS600F P400T P600T
P400FL PS400T PS600T
PS800T PS400TS PS600TS
PS800TS PSM600T S600T
R600T Brush CF600
R135T R200T R300T

117

Nd:YAGレーザー

ストリーク(STREAK-I)

製品名	ストリーク(STREAK-I)
販売元	株式会社アルテック
ホームページ	http://www.al-tech.co.jp/
波長	1.064μm
最大出力	13.86W(400μs、990mJ、14pps)
発振方式	パルス発振方式
周波数	1～99pps(Hz)
パルス幅	パルス可変幅: 50、100、200、400μs 選択
ファイバーの種類	光(石英)ファイバー:200μm、400μm、600μm選択
重量	72kg
チップの種類	N/A
特徴	・本レーザーの最大の特徴はパルス発振時間を1/2,500秒、1/5,000秒、1/10,000秒、そして、1/20,000秒と4段階に可変可能なことである。使用頻度の高い照射条件を5つメモリーさせることができる。 ・付属するハンドピースは先端ファイバーの保持部を着脱可能としオートクレープ滅菌対応となっている。 ・レーザー照射部に常時冷却可能なスプレー機構(エアー冷却、輸液チューブを同軸上に配置)を設け、熱による侵襲を軽減させている。 ・冷却はエアーのみ、水スプレー、酸化チタン懸濁液噴射などが選択可能となっている。

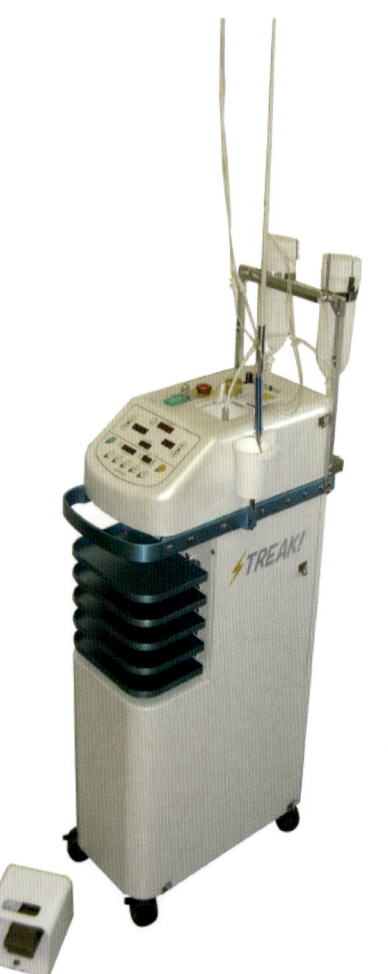

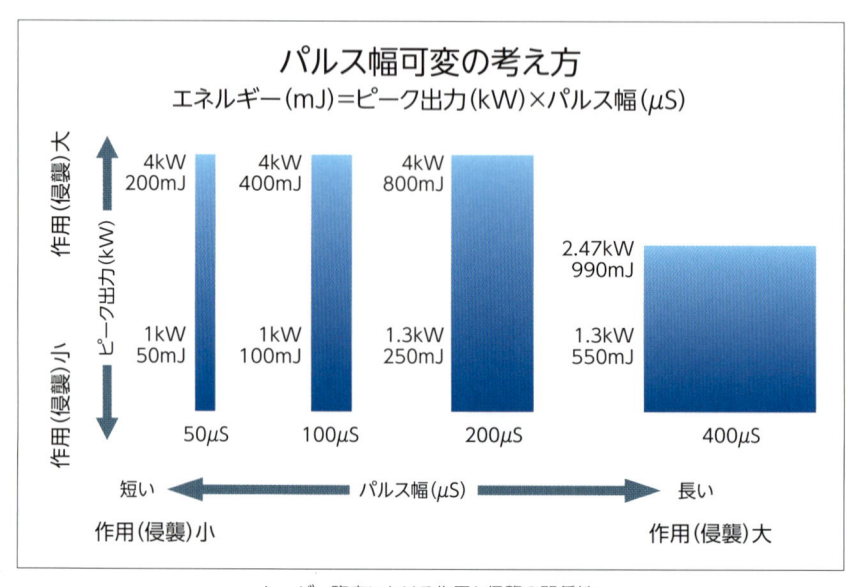

パルス幅可変の考え方
エネルギー(mJ)=ピーク出力(kW)×パルス幅(μS)

	50μS	100μS	200μS	400μS
ピーク出力(大)	4kW 200mJ	4kW 400mJ	4kW 800mJ	2.47kW 990mJ
ピーク出力(小)	1kW 50mJ	1kW 100mJ	1.3kW 250mJ	1.3kW 550mJ

短い ← パルス幅(μS) → 長い
作用(侵襲)小　　　　　　　　　　　　作用(侵襲)大

レーザー臨床における作用と侵襲の関係性

Nd:YAGレーザー

インパルスデンタルレーザー

製品名	インパルスデンタルレーザー
販売元	インサイシブ ジャパン株式会社
ホームページ	http:// www.incisive.jp/
波 長	1.064μm
最大出力	6W（パルスエネルギー: 20～200mJ）
発振方式	パルス発振方式
周波数	50 / 60Hz（パルス/秒: 5～100Hz、pps）
パルス幅	100μsec
ファイバーの種類	オプティカルファイバー（石英コア）
重 量	19.6kg
チップの種類	200μ、320μ、400μ（ファイバー直径）
特 徴	・止血、凝固、蒸散能力に優れる。 ・極細で柔軟なファイバーを採用。 ・口腔内の狭小部位へのアプローチが容易である。

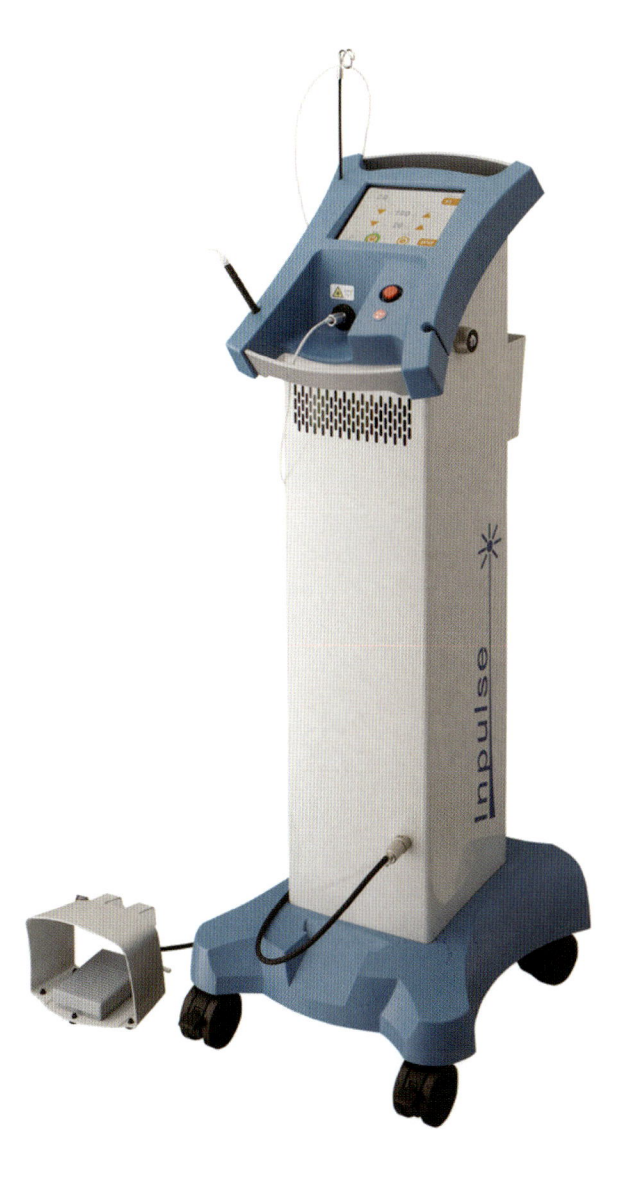

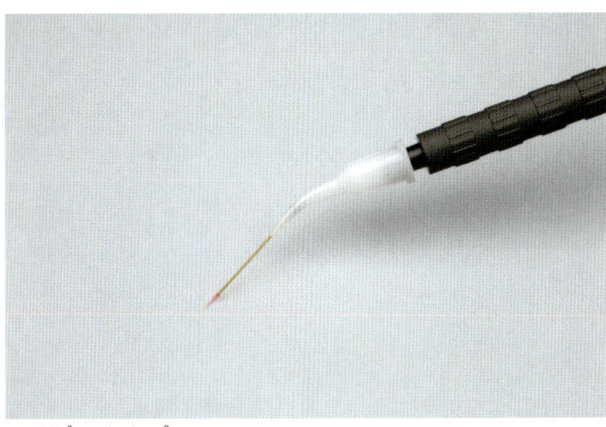

ハンドピースとチップ

半導体レーザー

オサダライトサージスクエア5

製品名	オサダライトサージスクエア5（形式:OSL-S5）
販売元	長田電機工業株式会社
ホームページ	http://osada-group.jp/
波 長	0.808±0.02μm
最大出力	0.5～3.0W（0.1W毎可変）、3.0～5.0W（0.5W毎可変）
発振方式	半導体レーザ（GaAlAs） 連続モード: 0.1～1.0秒（0.1秒毎可変） 1.0～10.0秒（1.0秒毎可変、） 10.0～99.0秒（10.0秒毎可変、〈90.0～99.0秒間は9.0秒〉） リピートモード: 0.01、0.02、0.04、0.1秒（デューティー比 50%）
周波数	－
パルス幅	－
ファイバーの種類	光（石英）ファイバー
重 量	2.2Kg
チップの種類	標準装備チップ:SATS 07（サファイア）、SATS 09（サファイア）、QTFS 06-5（石英）、QTCS 03-17（石英）、QTCS 03-22（石英）
特 徴	・口腔内軟組織の止血・凝固・蒸散・切開に効能効果がある。 ・使用頻度の高い照射条件を4つメモリーさせることができる。 ・チップの先端はあらかじめ成形されているので、安定した使用感が得られる。 ・耐熱温度の高いサファイアチップは、消耗が少なく安定した切開が行える。

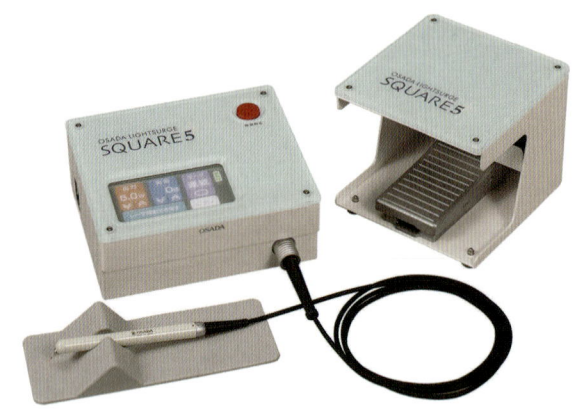

オサダライトサージスクエア5本体とワイヤレスフットコントローラー

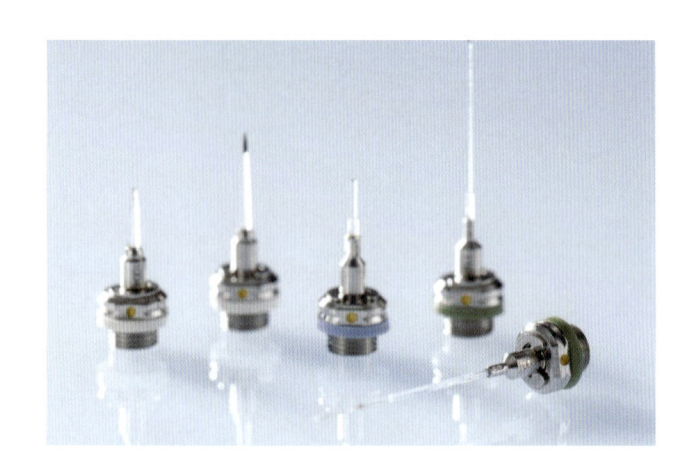

半導体レーザー

トリンプル-D Ⅱ型

製品名	トリンプル-D Ⅱ型
販売元	株式会社ヨシダ
ホームページ	http://www.yoshida-dental.co.jp/
波長	0.9μm
最大出力	10W(ピーク)　(平均出力:2.4mW)
発振方式	レーザーダイオードによるパルス発振
周波数	1.2kHz
パルス幅	200ns
ファイバーの種類	－
重量	0.85kg
チップの種類	－
特徴	歯頸部のクサビ状欠損、あるいは歯肉退縮による歯根露出で、冷温水刺激等の外的刺激に反応する知覚過敏症の緩和。

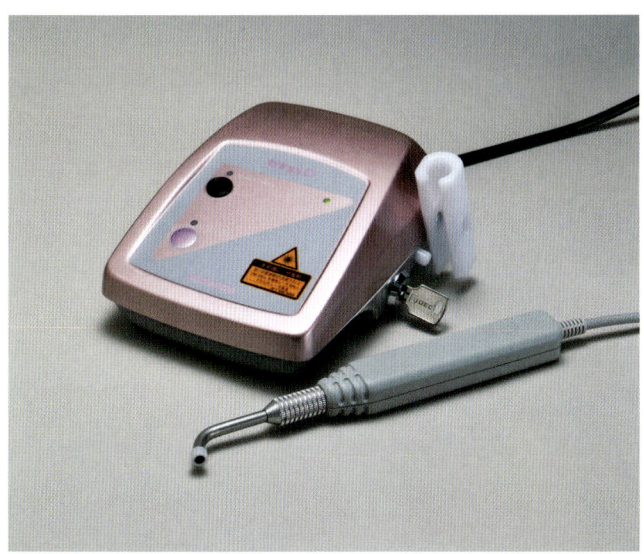

半導体レーザー治療器 トリンプル-D Ⅱ型

Er,Cr:YSGGレーザー（日本国内未承認機器） 日本国内では未承認だが、欧米やアジア諸国で比較的普及している。

Waterlase iPlus

製品名	Waterlase iPlus
販売元	Biolase Inc.
ホームページ	http://www.biolase.com/
波 長	2.78μm
最大出力	10W
発振方式	オプティカルポンピング
周波数	5～100Hz
パルス幅	最大:700μsec　最小:60μsec
ファイバーの種類	フロライドファイバー
重 量	34kg
チップの種類	サファイヤチップ（MGチップ：φ400μm～φ750μm） ジルコニアチップ（MZチップ：φ230μm～φ1000μm） サファイア ターボチップ（MXチップ：ビームスポット径0.5mm～1.1mm）
特 徴	・「ハイドロキネティックス」理論に基づき、レーザー光とともに噴霧された水分子がレーザーのエネルギーを吸収し、超高速で衝突して硬組織を破壊する。 ・硬組織、軟組織に対応した「All Tissue Laser」。骨開削用レーザーとして、FDAより初めて認証された。 ・ハンドピースは、ゴールドハンドピース（サージカル、ペリオ、エンド、歯牙および骨の開削用）、ターボハンドピース（主として歯牙および骨の開削。ターボハンドピースは、ゴールドハンドピースに比べ、硬組織の切削が早い）の2種類用意されている。 ・チップの種類が豊富。チップを交換するだけで、ペリオ、エンド、歯牙、骨の切削、軟組織の切開、切除に対応している。 　＜Radial Fialing Perio Tip（ペリオ用）／Radial Fialing Tip（エンド用）＞ 　　レーザー光を円周方向（側方）に放射する　Radial Fialing Tip（ペリオ用／エンド用）は、ポケット内の内縁上皮の蒸散、根管内の拡大と蒸散によるファイルによるスメアー層の除去など。 　＜Turbo Tip（硬組織、骨用）＞ 　　円柱上レンズを採用することで、フォーカルポイントを広く、焦点距離を長く得ることが可能となり、歯牙、骨をより高出力で広い領域を蒸散することが可能。 ・止血性に優れた半導体レーザー「iLase 」(0.94μm)が付属しており、実用性にも優れている。

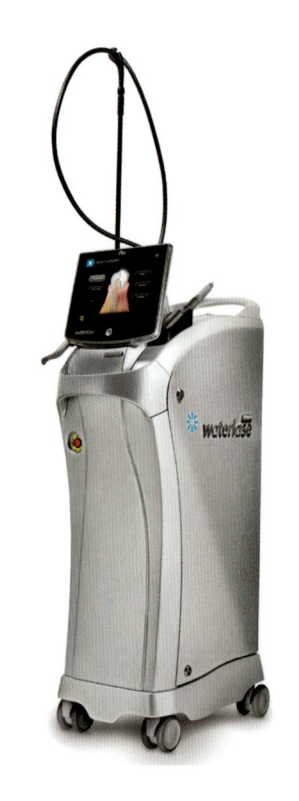

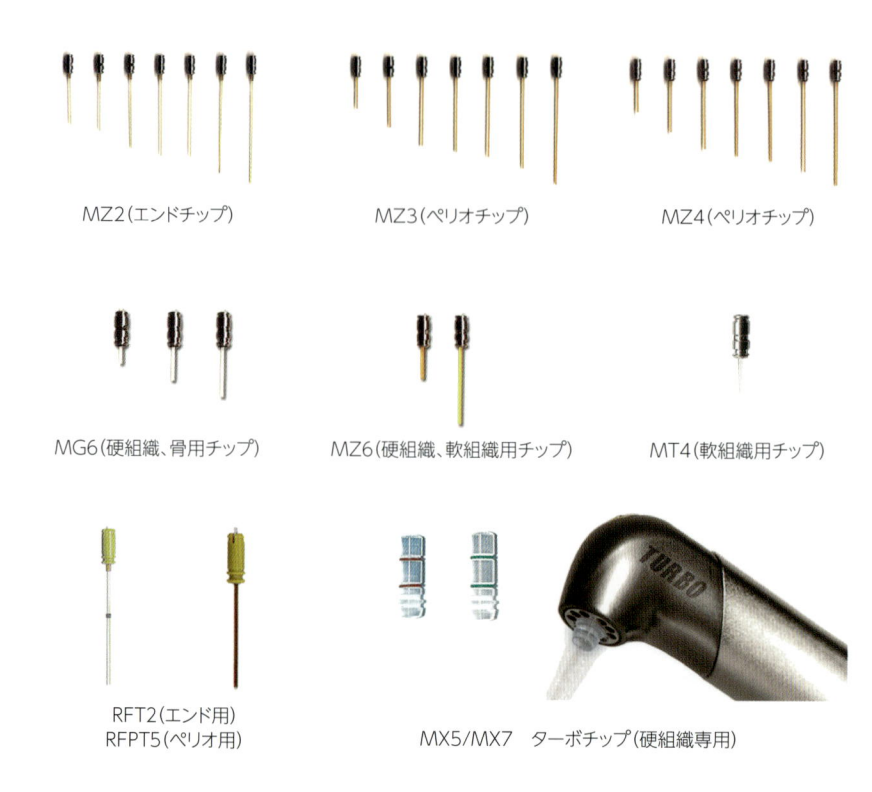

MZ2（エンドチップ）　　MZ3（ペリオチップ）　　MZ4（ペリオチップ）

MG6（硬組織、骨用チップ）　　MZ6（硬組織、軟組織用チップ）　　MT4（軟組織用チップ）

RFT2（エンド用）
RFPT5（ペリオ用）　　MX5/MX7　ターボチップ（硬組織専用）

光学式う蝕検出装置

ダイアグノデント ペン

製品名	ダイアグノデントペン2190
販売元	カボデンタルシステムズジャパン株式会社
ホームページ	http://www.dental-plaza.com/
波長	0.655±0.003μm
最大出力	0～1mW
重量	約110g
プローブの種類	3種類（裂溝用プローブ、隣接面用プローブ、ペリオ用プローブ）
特徴	・655nmのレーザー光を歯面に照射し、隠れたカリエスや表層下カリエスを数値化する。歯面に照射したレーザー光は最大2mmの深さまで到達し、歯面状態に応じて0～99までの数値で表し、歯質が変化している場合は高い値を示す。 ・歯面にレーザー光を照射するだけなので、痛みもなく小児から妊婦まで使用できる。 ・定期的に測定することで歯質の状態を管理することが可能。数値化するので、前回の数値と比較することができ、患者のモチベーションアップにもつかえる。

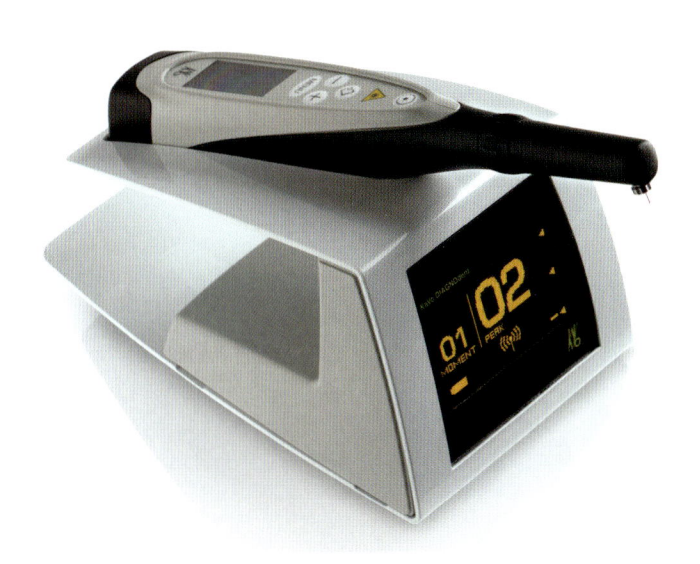

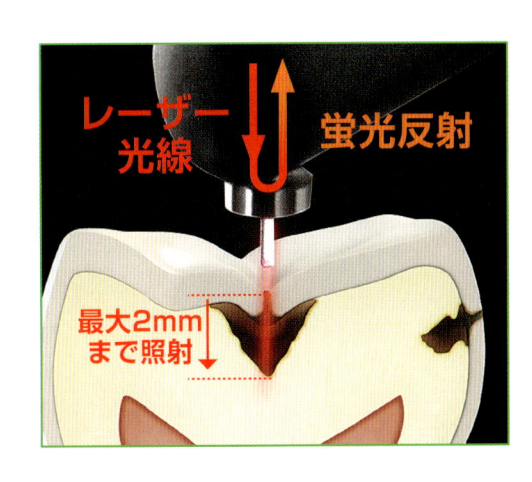

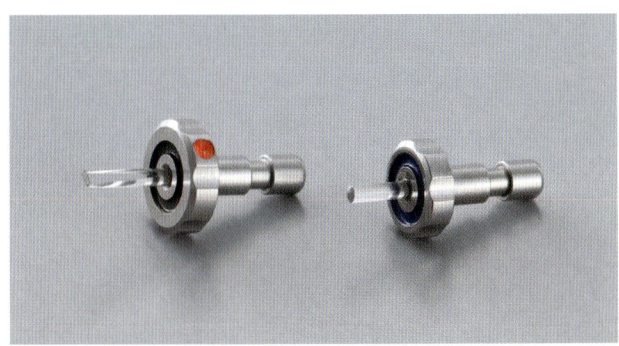

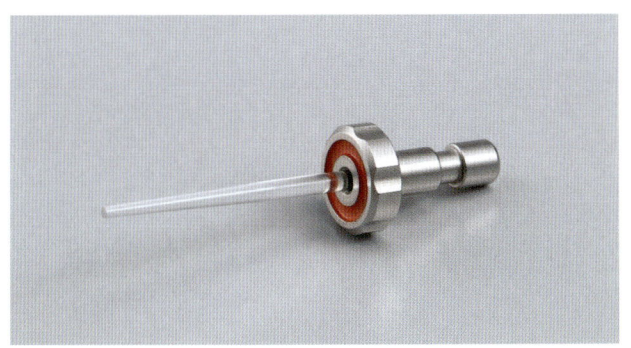

隣接面用プローブと裂溝用プローブ

ペリオ用プローブ

測定値の目安

日本で『ダイアグノデントペン』をご使用いただいている臨床医の先生方からの意見を総合的にまとめた数値です。裂溝用・隣接面用プローブ共通の数値です。表はあくまでも目安としてご活用ください。

一般的な診査・診断の場合

測定値	診断～診療
0～15	健全歯質
15～40	経過観察とする値
40～	『MI』を心がけて最小限の侵襲的治療を行う値

積極的な予防に用いる場合

測定値	診断～診療
0～15	診断～診療
15～60	経過観察とする値
60～	『MI』を心がけて最小限の侵襲的治療を行う値

索引
INDEX

数字
3Dスキャナー　109
3Dプリンター　100, 110, 111

A
Arレーザー　16

B
bFGF（塩基性線維芽細胞増殖因子）　54
BRONJ　95

C
Ca^{2+}　51, 55
CAD/CAMシステム　109, 110
CWレーザー　6

D
DNA塩基配列　34
DNAマイクロアレイ　35, 38

E
EGF（上皮成長因子）　54
Er,Cr:YSGGレーザー　43, 48, 49

H
HLLT（High reactive Level Laser Therapy）　29, 44, 46
Ho:YAGレーザー　16

I
IEC（International Electrotechnical Commission）　58

J
JIS C 6802　58, 63

L
LLLT（Low reactive Level Laser Therapy）
　29, 30, 44, 46, 47, 52, 55, 83, 92, 93, 94, 95, 96

O
OD（Optical Density）値　62, 63

P
PDGF（血小板由来成長因子）　54
PDT（Photodynamic Therapy）　2, 5, 15, 43, 45

Q
Qスイッチ法　10

T
TGF-β（トランスフォーミング増殖因子）　54

X
XeCl　24, 26, 27, 28, 29

あ
アト　8
アブレーション　44
アモルファス　24, 25
アルカリフォスファターゼ活性　38, 46
アルゴンガスレーザー　28, 29, 38, 40, 41, 42
アルント・シュルツの法則　94
安全管理　58, 61, 62, 66, 68, 69, 70, 96

い
一次ニューロン　50, 51
遺伝子治療　37
インコヒーレント　5, 6
インターロイキン1β　37, 52

え
エキシマダイレーザー　45
エキシマレーザー　17, 24, 27
液体レーザー　20, 24, 26
エネルギー密度　9, 11, 12, 14, 28, 67, 71

か
外部変調法　6, 10
可干渉性　5
角膜　27, 45, 47, 48, 63, 64
可視光線　22, 27, 28, 41, 47, 48, 64
硝子体　48, 64
感染管理　60, 66
貫通溶接　108, 109
管理区域　60, 61, 62, 63, 65, 66

き
キーホール型　106
基底状態　18
鏡面反射　62

く
偶発症　66, 68
クラス1　59
クラス1M　59
クラス2　59, 66

クラス 2M	59
クラス 3B	59, 64, 66
クラス 3R	59, 64
クラス 4	59, 62, 64, 66, 68, 69
クラス 1C	59
クラス分け	58, 59
クラッド	21, 22, 23, 111

け

ゲート型パルス（gated pulse）法	10
結晶体	24, 25
ゲノム創薬	35, 37
原子	18, 19, 21, 24, 25, 26

こ

コア	22, 23, 111
口蓋腫瘍	86, 87
光学式う蝕検出装置	50
光学濃度	63
口腔内スキャナー	110
光子	16, 17, 18, 19, 27
光線力学的療法（光線力学療法）	2, 5, 15, 45
硬組織疾患	74, 75
口内炎	5, 40, 41, 52, 74, 75, 82, 83, 93
国際電気標準会議	58
固体レーザー	20, 21, 24, 25, 28, 111
コヒーレント	5, 6
コラゲナーゼ	46, 53

さ

サーカディアンリズム	95
再生医療	95
細胞生物学的作用	93
細胞内受容体	95
殺菌効果	78, 82
散乱（Scattering）	27, 28, 39, 42, 46

し

シグナルカスケード	95
試験照射	66, 67
指向性	6
歯周疾患	74, 75
自然放出	18, 19
シナプス伝達	51
集光性	6
周波数	18, 27
ジュール	7, 9
照射条件	7, 10, 11, 12, 44, 46, 70, 96
照射モード	13, 88, 96
神経伝達物質	50, 51

す

水晶体	27, 48, 64
スーパーパルス	13, 31

スメヤー層	78

せ

生体刺激	92, 94
赤外線	22, 23, 27, 28, 30, 31, 41, 47, 48, 63, 82
接合精度	101
切削機序	48, 49
舌小帯短縮症	80, 81
セントラルドグマ	34
全反射鏡	19, 21, 105, 111

そ

象牙質知覚過敏（症）	5, 29, 40, 41, 52, 93, 95
相互作用	10, 14, 15, 16, 17, 34, 37, 41, 43, 44, 45, 46, 103
創傷治癒	43, 53, 54, 55, 92, 93, 95
ソフトレーザー	5, 26, 29, 83

た

多関節アームマニピュレータ	23
単色性	5
短パルスレーザー	6

ち

中空光ファイバー	23
超短パルスレーザー	6

つ

痛覚中枢	50

て

デューティ比	8, 9
電磁波	5, 18, 27, 64

と

透過（Transmission）	21, 28, 39, 40, 43, 48, 52, 63, 64, 93, 102
導光システム	22, 24, 59
疼痛緩和	2, 15, 29, 40, 41, 43, 50, 51, 52, 74, 82, 93, 95

な

軟組織疾患	74, 75, 83

に

二次ニューロン	50, 51
日本工業標準調査会	58

ね

熱影響層	109
熱緩和時間	10, 44
熱作用	14, 15, 26, 45, 46, 47, 49
熱蒸散（Photothermal ablation）	16, 17
熱的相互作用	14, 15, 16, 44

熱伝導型 106

は
ハードレーザー 26, 29, 83, 84
バイオインフォマティクス（生物情報科学） 34, 35, 37
媒質 4, 19, 20, 21, 24, 25, 26
ハイドロキシアパタイト 41, 43, 48, 49
発振波長 7, 11, 24, 25
発振モード 13
発振様式 6, 7, 11, 13
発痛物質 50, 52
パラメータ（パラメーター）設定 12, 67, 107
パルス繰り返し周波数 8
パルス周期 8, 9
パルス周波数 7, 8, 9, 12, 105, 106
パルスデューティ 8, 9, 10, 12
パルス波 7, 8, 10, 30, 49, 67, 82
パルス幅 7, 8, 9, 10, 11, 12, 13, 16, 17, 31, 71, 105, 108
パルス波発振動作 6
パルスレーザー 6
パワーフルエンス 9, 40
反射（Reflection） 23, 27, 39, 46, 59, 62, 68, 79, 80, 93, 102, 111
反転分布 10, 19, 20, 111

ひ
ピークパワー 7, 8, 9, 10, 11, 12, 13, 45, 47, 71, 105
ピークパワー密度 10, 12, 106
光アブレーション 16
光解離蒸散（Photoablation） 17
光化学作用 43, 45, 46, 47, 51, 54, 92
光化学相互作用 14, 15, 43
光感受性物質 2, 45
光感受性薬剤 15, 45
光吸収特性 28, 40, 41, 103
光共振器 20
光蒸散作用 14, 17, 45
光熱作用 14, 15, 43, 44, 45
光破断作用 14, 17, 45
光ファイバー 22, 23, 24
ピコ 8
ヒトゲノム計画 35
非熱作用 14, 15, 45
皮膚 2, 28, 41, 47, 48, 63, 64, 66, 68

ふ
ファイバーレーザー 24, 25, 111
フィブリン 53
フェムト 8
フォトン 18
付加製造技術（Additive Manufacturing Technology） 110
部分反射鏡 19, 21, 105, 111
プラズマ蒸散作用 14, 43, 45

フラッシュランプ 21, 24, 105
プランク定数 18
フリーランニングパルス（波） 10, 67, 71
フルエンス 9, 94
プロスタグランジンE_2 37, 52
分子 16, 21, 24, 26

へ
ヘモグロビン 28, 29, 30, 41, 42, 93
ヘリウムネオン（He-Ne）レーザー 26, 27, 28, 29

ほ
放射 5
保護ゴーグル 59, 62, 63, 65, 66, 67
保護メガネ 62
保守 62, 65
ホメオスターシス（恒常性維持機能） 94

ま
マイクロ 8
マイクロウエーブ 3
マイクロスコープ 80, 105

み
未承認機器 58, 69
水分子 15, 31, 43, 44, 48
ミリ 8

む
無毒化 78

め
眼 47, 48, 55, 59, 62, 63, 64, 65, 66, 68, 96
メーザー 2, 3
メラニン色素 28, 54

も
網膜 43, 47, 48, 63, 64

ゆ
誘導放出 2, 5, 8, 19, 20

り
リン酸イオン基 43
リン酸カルシウム 43

る
ルビーレーザー 3, 24, 25, 27, 92

れ
励起エネルギー 19
励起源 20, 21, 105
励起状態 18, 45
レーザー安全管理者 65

レーザー発振器　　　　　　　　4, 19, 20, 22
レーザー溶接
　　4, 9, 22, 100, 101, 102, 103, 104, 105, 106, 107, 109
連続波発振動作　　　　　　　　　　　6, 11
連続波
　　10, 11, 12, 16, 24, 26, 67, 71, 81, 82, 84, 85, 87, 89

ろ

鑞付け法　　　　　　　　　　　　100, 101

わ

ワット　　　　　　　　　　　　　　7, 9, 71

レーザー歯学の手引き

発 行 日	2015年4月1日　第1版第1刷
編　　者	一般社団法人日本レーザー歯学会(監修: 渡辺　久)
発 行 人	湯山幸寿
発 行 所	株式会社デンタルダイヤモンド社
	〒113-0033
	東京都文京区本郷3-2-15 新興ビル
	TEL: 03-6801-5810(代)
	http://www.dental-diamond.co.jp/
	振替口座=00160-3-10768
印 刷 所	株式会社TONEGAWA

©DENTAL DIAMOND CO. 2015 Printed in Japan
落丁、乱丁本はお取り替えいたします。

●本書の複製権・翻訳権・上映権・譲渡権・公衆送信権(送信可能化権を含む)は、
　(株)デンタルダイヤモンド社が保有します。
● JCOPY ＜(社)出版者著作権管理機構　委託出版物＞
　本書の無断複製は著作権法上の例外を除き禁じられています。
　複写される場合は、そのつど事前に(社)出版者著作権管理機構(TEL: 03-3513-6969、
　FAX: 03-3513-6979、e-mail:info@jcopy.or.jp)の許諾を得てください。